Dr Auguste BLANQUART

Le Diagnostic précoce

de l'Hérédo-Syphilis

Rôle de la Clinique et du Laboratoire

LILLE

LE BIGOT FRÈRES, Imprimeurs-Éditeurs

25, rue Nicolas-Leblanc, 25

—

1908

8°T43d
935

Dᵣ Auguste BLANQUART

Le Diagnostic précoce
de l'Hérédo-Syphilis

Rôle de la Clinique et du Laboratoire

LILLE
LE BIGOT FRÈRES, Imprimeurs-Éditeurs
25, rue Nicolas-Leblanc, 25

1908

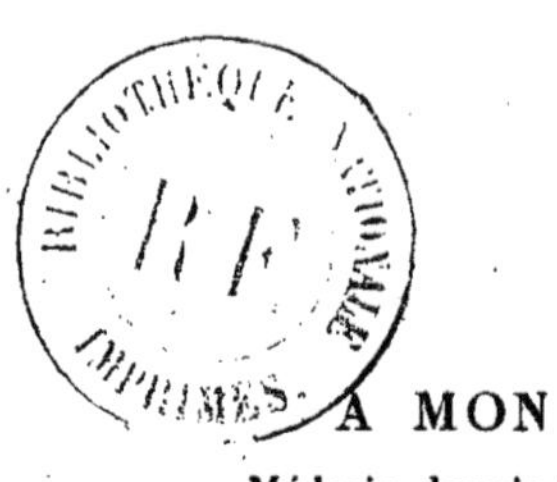

BIBLIOTHÈQUE NATIONALE IMPRIMÉS

A MON PÈRE

Médecin depuis trente-huit ans

A MA MÈRE

A MES SŒURS

MEIS ET AMICIS

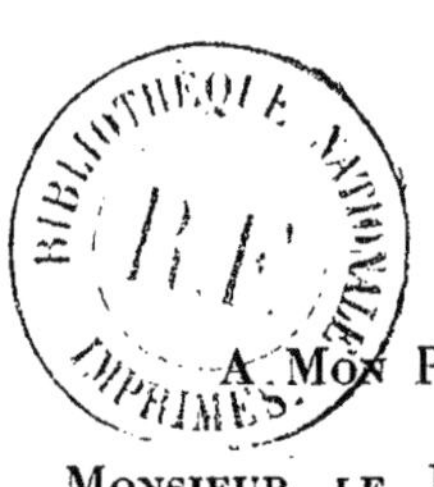BIBLIOTHÈQUE NATIONALE — R.F. — IMPRIMÉS

A Mon Président de Thèse

Monsieur le Docteur COMBEMALE

Doyen de la Faculté de Médecine et de Pharmacie
Professeur de Clinique Médicale
Médecin en Chef de l'Hôpital de la Charité
Officier de l'Instruction Publique
Chevalier de la Légion d'Honneur

A Monsieur le Docteur **BRETON**

Professeur agrégé à la Faculté de Médecine de Lille

———

A Monsieur le Docteur **BUÉ**

Professeur agrégé à la Faculté de Médecine de Lille
Chargé de la Clinique obstétricale à l'Hôpital de la Charité

———

A TOUS MES MAITRES

AVANT-PROPOS

Arrivé à la fin de nos études médicales, avant de quitter la Faculté, nous sommes heureux de profiter de cette thèse pour adresser nos remerciements aux maîtres qui ont contribué à notre instruction.

C'est chez M. le Professeur COMBEMALE que nous avons commencé nos études cliniques. C'est dans son service que nous avons acquis nos connaissances en médecine. Toujours il nous a témoigné une grande bienveillance et aujourd'hui il veut bien nous faire l'honneur de présider cette thèse. Nous lui en conserverons une profonde reconnaissance.

M. le Professeur agrégé BRETON s'est montré pour nous un maître savant et affable, presqu'un ami. Toujours il a su nous intéresser aux questions les plus ingrates et il a contribué par ses explications éloquentes à nous éclaircir beaucoup de points délicats de la science médicale. C'est lui qui a bien voulu nous inspirer le sujet de ce travail et nous guider dans son exécution. Nous sommes heureux de pouvoir lui adresser nos remerciements les plus sincères et nous le prions de croire à toute notre gratitude.

C'est avec beaucoup de sympathie que M. le Professeur agrégé Bué nous a toujours accueilli et durant notre stage à sa clinique de la Charité il a su nous inspirer un goût très prononcé pour l'obstétrique. De plus il a bien voulu nous autoriser à recueillir des observations dans son service et il nous a aidé de quelques conseils dans notre thèse, nous l'en remercions bien sincèrement.

Nous avons en outre suivi avec beaucoup de plaisir les leçons des différents professeurs : M. le Professeur CHARMEIL a toujours su, grâce à son éloquence aimable, nous intéresser aux diagnostics si difficiles de la dermatologie ; M. le Professeur DUBAR, MM. les Professeurs agrégés LAMBRET, DELÉARDE et RAVIART, par leurs leçons claires et précises nous ont permis de compléter nos connaissances sur les différentes parties de l'enseignement médical ; nous leur adressons nos remerciements ainsi qu'à tous les autres professeurs.

Avant de quitter Lille, nous envoyons un souvenir ému à tous nos bons camarades et parmi eux tout particulièrement à notre ami A. ANDRÈS. interne des Hôpitaux et Président de l'Union des Étudiants. C'est ensemble, pas à pas, au lycée puis à la Faculté, que nous avons parcouru les étapes de nos études ; nous ne l'oublierons jamais.

Nous n'oublierons pas non plus les familles

lilloises qui ont bien voulu montrer pour nous de l'estime et de la sympathie et nous permettre de vivre moins seul, un peu en famille, loin de notre famille.

Enfin nous nous rappelons avec plaisir nos années au Comité de l'Union des Étudiants de l'État, dont nous avons été quelque temps Vice-Président et la camaraderie qui nous lie si étroitement à notre ancien et cher Président E. RAOUST.

INTRODUCTION

Avànt la découverte du *Triponema pallidum Schaudinn* en 1905, on devait se contenter pour le diagnostic de la syphilis des seules ressources de la clinique.

Certes, quand un malade se présentait porteur du chancre induré ou d'une roséole, le doute n'était pas possible et la clinique, à elle seule, était bien suffisante. Mais quand on se trouvait en présence de certaines lésions tertiaires à aspect peu caractéristique (certaines gommes ulcérées, paralysies, syphilome cérébral) le diagnostic restait en suspens. C'est dans ce cas que l'on était obligé de se contenter du résultat peu constant que donne le traitement spécifique pour confirmer ou infirmer le diagnostic d'attente.

La difficulté déjà grande en présence de la syphilis acquise devenait souvent insurmontable quand on s'adressait à la syphilis héréditaire.

Ici, dans bien des cas, pas d'antécédents nets : la syphilis du père a presque toujours été soigneusement cachée à la mère qui, de son côté, paraît souvent indemne de toute manifestation spécifique ; si c'est la mère qui est contaminée, elle peut ne pas avoir prêté attention aux accidents primaires et secondaires (qui d'ailleurs ont pu être peu marqués) ou bien tout en se sachant syphilitique, elle peut nier avec énergie une affection encore regardée comme honteuse par beaucoup de personnes.

Aussi, quand le fœtus ne présente pas de symptômes nets, va-t-on, comme nous l'avons dit précédemment, se trouver en présence de difficultés insurmontables.

Heureusement la découverte du tréponema, puis celle des diverses réactions sanguines, étudiées ces derniers temps, nous permettent d'affermir ce diagnostic hésitant. Dans bien des cas nous pourrons ainsi déclarer de façon absolue que tel enfant soupçonné de syphilis héréditaire est réellement infecté.

C'est ce peu de certitude du diagnostic clinique et la confirmation que lui apportent les méthodes de laboratoire qui vont faire le sujet de cette thèse.

Dans une première partie nous étudierons successivement les symptômes qui permettent le diagnostic clinique et nous en discuterons la valeur.

Dans la 2ᵉ partie nous exposerons les méthodes de laboratoire (avec les critiques qui leur ont été adressées) et nous examinerons leur application dans un certain nombre d'observations.

Dans la 3e partie nous étudierons l'importance du diagnostic précis pour la mère et pour l'enfant et nous y joindrons les quelques questions légales et sociales qui en dépendent.

Enfin nous terminerons par quelques conclusions générales.

PREMIÈRE PARTIE

DIAGNOSTIC CLINIQUE DE L'HÉRÉDO-SYPHILIS

Divisons cette étude en deux catégories de faits, suivant que l'enfant est né vivant ou mort.

A. — L'ENFANT EST NÉ VIVANT

Cet enfant est, le plus souvent, né avant terme.

Nous pouvons de suite distinguer deux cas, suivant qu'il présente des signes d'hérédo-syphilis ou suivant qu'il n'en présente pas.

I. — Signes de Syphilis héréditaire

Examinons le cas de ce nouveau-né présentant des signes de syphilis héréditaire. Ces signes sont de deux sortes :

a) *les symptômes de syphilis proprement dite*, ou

b) *les stigmates dystrophiques*.

a) SYMPTOMES DE SYPHILIS

Dans ce nombre, relativement restreint, de ces symptômes, nous étudierons principalement : les lésions des muqueuses, — le coryza, — les syphilides cutanées.

Les **lésions des muqueuses** affectent de préférence celles qui confinent à la peau (organes génitaux, anus, lèvres, nez, etc.). Elles ne sont pas très rares et sont analogues aux lésions que l'on rencontre chez l'adulte.

Les lésions buccales sont de beaucoup les plus fréquentes. Elles comprennent les syphilides papuleuses (plaques muqueuses) qui peuvent affecter soit une forme annulaire, saillante, de couleur blanchâtre, laiteuse, soit une forme plate, lisse, rouge. Dans les deux cas elles sont humides et sécrétantes.

Il faut savoir les différencier :

Des *aphtes,* lésion rare, qui après la disparition rapide de leur pellicule blanchâtre présentent une cupule circonscrite par une zone d'un rouge vif ;

De la *diphtérie,* qui sera facilement diagnostiquée ;

Du *muguet,* qui détermine une desquamation de l'épithélium buccal et s'accompagne d'une rougeur intense, toujours facile à reconnaître ;

Des *ulcérations de l'athrepsie.* D'abord boursoufflées et d'une teinte jaune blanchâtre, ces dernières s'affaissent et on distingue une perte de substance cupuliforme à fond jaunâtre ou gris, entourée d'un cercle rouge. Leur siège (plaques ptérygoïdiennes), leur forme et leur couleur sont alors caractéristiques (PARROT) (1).

On note également aux lèvres des **fissures** ou **rhagades** (TROUSSEAU et LASSÈQUE). Ces lésions sont de nombre et de profondeur variables. Parfois assez profondes elles présentent un fond rouge, parfois jaune abricot sanguinolent.

Elles reposent sur une induration très manifeste et de grande valeur diagnostique.

D'ailleurs chez les nouveau-nés la syphilis seule est capable de produire des fissures et des croûtes. Plus tard on doit tenir compte de l'*impétigo*, de l'*herpès* (fréquent au cours de certaines affections comme la rougeole). Du reste, ce dernier se distingue par sa rapidité d'apparition, son extension à de grandes surfaces, la douleur qu'il cause et sa tendance hémorrhagique avec croûtes noirâtres.

Ces besoins des muqueuses étant les mêmes que chez l'adulte permettent un diagnostic précis.

Le **coryza** syphilitique est une lésion très fréquent (A. Fournier). Il est habituellement *bi-latéral* et *apyrétique*. On observe d'abord un enchifrènement puis on a des mucosités filantes, séreuses, qui deviennent séro-purulentes, sanieuses et forment des couleurs verdâtres adhérentes. Dans certains cas ces croûtes arrivent à boucher les

(1) PARROT. — Clinique des nouveau-nés, l'athrepsie, recueillie par le D' TROISIER.

narines et empêchent l'allaitement à cause de l'asphyxie qui se produit dès que l'enfant se met à sucer.

Mais les choses ne vont pas toujours aussi loin. On a fréquemment une sérosité gluante et irritante qui provoque l'ulcération de la lèvre supérieure.

Puis peu à peu les différents phénomènes s'apaisent et tout rentre dans l'ordre, surtout si le traitement intervient.

Il y a loin de ce coryza au *coryza aigu simple*. Dans ce dernier les sécrétions sont muqueuses, claires, jamais sanieuses. De plus, il est généralement unilatéral, précédé d'un léger mouvement fébrile et accompagné d'éternuements, de toux.

On peut aussi avoir affaire au *coryza diphtérique*. Celui-ci donne au bout de 36 à 48 heures, des sécrétions constituées par un mucus sanieux, très abondant. La présence de fausses membranes et la marche aiguë de la maladie permettent de le reconnaître.

Le diagnostic du coryza syphilitique est généralement assez simple, mais malheureusement ce n'est pas toujours un signe précoce. S'il peut se produire dès le premier septenaire (Ripault) (1), il est beaucoup plus fréquent au bout de quinze jours et en tous cas il est rare dans les jours qui suivent la naissance.

Les **Syphilides cutanées** sont multiples :

(1) Ripault — Hérédo-syphilis infantile. — Thèse Paris, 1896.

certaines comme la roséole, les syphilides maculo-papuleuses, les ulcérations ombilicales et axillaires sont très rares.

L'*echtyma*, dont PARROT avait fait une affection syphilitique, n'est, d'après SEVESTRE (1), qu'une infection secondaire.

La lésion de beaucoup la plus fréquente est le **pemphigus**. La question du diagnostic du pemphigus a été longtemps étudiée. Du CASTEL (2) a montré qu'il y en avait plusieurs sortes. A côté du pemphigus syphilitique existe un autre *pemphygus simple aigu*. Cette question a été mise au point par FRALEN (3) et PETIT (4) dans sa thèse donne au tableau comparatif des diffé-symptômes, un tableau que nous reproduisons ici comme résumant admirablement le diagnostic différentiel de ces affections.

<hr>

(1) SEVESTRE. — Études de clinique infantile. Paris, 1889.

(2) DU CASTEL.— Pemphygus et pemphigoïdes. *Union méd.*, 1894.

(3) FRALEN. — Pemphigus, sa valeur diagnostique dans la syphilis des nouveau-nés, Thèse de Paris 1897.

(4) PETIT. — Syphilis, nourrices et nourrissons. Th. Lyon, 1904.

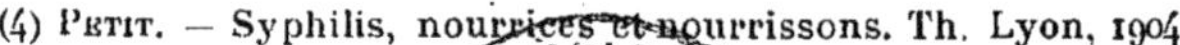

BIBLIOTHÈQUE NATIONALE R.F. IMPRIMÉS

Pemphigus aigu simple	Pemphigus syphilitique
Peut apparaître les premiers jours, jamais à la naissance.	Se montre à la naissance, le plus souvent du 6° au 10° jour. Peut exister in utero et dès la naissance.
Début fébrile, épidémique, endémique, pas de cachexie rapide.	Pas de fièvre, isolé, non contagieux, cachexie rapide.
Occupe surtout la face, l'abdomen, le tronc ; exceptionnellement les mains et les pieds.	Presque exclusivement observé à la plante des pieds et à la paume des mains, exceptionnel de le trouver sur le reste du corps.
La bulle est précédée d'une tache erythémateuse livide qui en quelques heures arrive à son complet développement.	Au début taches rouges foncées, ou violacées, non saillantes avec plissement de l'épiderme. Quelquefois la bulle n'est précédée que d'une plaque érythémateuse violacée qui se couvre de vésicules au bout de 42 à 78 heures, généralement le développement se fait en 24 ou 48 ^{hres}.
Les bulles sont entourées d'une aréole rouge.	Les bulles sont cerclées d'une zone rouge vif ou simplement violacée.
Le liquide est transparent d'abord et devient seulement louche au bout de quelques jours.	Le liquide est d'abord transparent puis plus ou moins louche, quelquefois purulent, verdâtre ou dans certains cas sanguinolent.
Le plus généralement, rupture de la bulle qui se recouvre d'une croûte tombant et laissant une tache violacée éphémère. — Ulcération rare.	Le liquide peut se résorber ou la bulle se rompre. Dans ce dernier cas, il se forme des croûtes successives qui tombent et laissent voir une érosion ou même des ulcérations assez profondes.
Guérit vite, mais procède par poussées successives.	Demande 1 à 3 semaines pour disparaître ; mais s'il est traité sa durée ne dépasse pas 15 jours en moyenne. Ne se montre qu'une seule fois.
Pas d'action du traitement spécifique.	Efficacité du traitement spécifique.

Ainsi donc le pemphigus, quand il apparaît au moment de la naissance, à plus forte raison s'il existait *in utero*, quand il offre des caractères nets, est une affection qui a grande valeur diagnostique.

Mais le pemphigus syphilitique est rare et le plus souvent il n'apparaît qu'au bout d'un certain nombre de jours. Enfin, comme le déclare BALZER (1) dans bien des cas le pemphigus simple est une source d'erreur ou d'incertitude et quand l'éruption est peu nette ou les bulbes très rares, la distinction entre les deux pemphigus peut être chose fort délicate à établir.

En résumé, les lésions des muqueuses, le coryza, le pemphigus sont des signes très précieux et PETIT les appelle avec raison des signes de certitude ; mais il faut noter qu'ils sont rares au moins en tant que signes précoces et que dans bien des cas on ne pourra compter sur eux pour baser un diagnostic.

À ces signes de syphilis on doit joindre les lésions viscérales : orchite, otorrhée (BLANCHET) (2) ictère, hépatomégalie, splénomégalie, vomissements mais tous ces symptômes sont ou très rares ou pas spécifiques de la syphilis et ne peuvent qu'aider au diagnostic dans certains cas douteux, alors que l'idée de syphilis a déjà été éveillée par une de ces lésions étudiées précédemment.

(1) BALZER. — Traité de Médecine.

(2) BLANCHET. — Contribution à l'étude de la syphilis chez les nouveau-nés. Thèse, Paris, 1902.

b — STIGMATES DYSTROPHIQUES

Nombreux sont les stigmates dystrophiques qui relèvent de la syphilis. E. FOURNIER (1) dans sa thèse, nous a longuement décrit, en citant de nombreuses observations à l'appui, toutes les dystrophies que peut provoquer la syphilis des procréateurs. Parmi elles nous ne nous occuperons que de celles que l'on rencontre chez l'enfant nouveau-né [les autres concernent plus spécialement le diagnostic de l'hérédo-syphilis tardive].

Mais avant d'aborder cette étude, traitons de suite la question de l'étiologie du *rachitisme*, question qui a donné lieu à tant de discussions :

Le *rachitisme* que l'on a coutume de rencontrer dans le courant de la première année peut dans certains cas être congénital (3 derniers mois de la grossesse) ou débuter dans les premiers jours qui suivent la naissance (SPILLMANN) (2).

Rappeler ici toutes les altérations du tissu osseux produites par cette affection nous entrainerait trop hors du cadre de cette étude, mais nous étudierons simplement ses rapports avec l'hérédo syphilis.

En 1743, ASTRUC (3) lui avait déjà assimilé le

(1) E. FOURNIER. Stigmates dystrophiques de l'hérédo-syphilis. Th. Paris 1898.

(2) SPILLMANN. Le rachitisme. Thèse Nancy, 1900.

(3) ASTRUC. Trad. franç. 1743. Tome IV. Cité par FOURNIER dans Syph. héréd. tardive.

rachitisme. Reprenant cette idée, PARROT (1), à la suite de nombreux travaux identifia complètement ces deux affections et pour lui le rachitisme a pour cause unique la syphilis héréditaire.

Or si le rachitisme est fréquent chez les hérédo-syphilit'ques (A. FOURNIER (2), LANNELONGUE (3); peut-on, par réciproque, conclure que la grande majorité des rachitiques sont syphilitiques ? Les auteurs qui après PARROT s'occupèrent de cette question ne sont pas de cet avis.

En effet, quelques années plus tard ASSADA (4), puis CAZIN et ISCONESCO (5) séparèrent ces lésions propres au rachitisme de celles que la syphilis vient y surajouter.

D'ailleurs KASSOWITZ (6) trouve que 80 % des rachitiques sont indemnes de toute manifestation spécifique et ces chiffres sont confirmés par de nombreux observateurs (HUTCHINSON, CAZIN, JULLIEN, HORAUD, etc.)

De même SPILLMANN sur 100 enfants rachitiques ne rencontre que 2 cas de syphilis avérée.

Ou're ces statistiques GALLIARD (7) et SPILLMANN citent des cas qui ont une grande valeur démons-

(1) PARROT. Maladies des enfants. — Syphilis héréditaire et le rachitisme.

(2) A. FOURNIER. Hérédo-syphilis tardive.

(3) LANNELONGUE. Syphilis héréditaire tardive.

(4) ASSADA. Rachitisme et syphilis osseuse. Thèse Lyon, 1886.

(5) CAZIN et ISCONESCO. Les rapports du rachitisme avec la syphilis. *Archives de méd.*, 1887.

(6) KASSOWITZ. Wiener méd. Blatter, 1881.

(7) GALLIARD. Assoc. franç. pour avancement des sciences, 1889.

trative. En effet chacun d'eux a observé un enfant manifestement rachitique dont les parents avaient contracté la syphilis après leur naissance. Ils ne pouvaient donc pas être syphilitiques héréditaires.

Je termine en constatant que si la syphilis prédispose au rachitisme c'est « parce qu'elle altère la nutrition par son influence adynamique, débilitante... La syphilis peut produire le rachitisme de la même façon qu'elle ouvre la porte, sous l'influence de la cachexie, aux autres maladies. Mais il n'y a pas de rapport plus direct entre les deux maladies (TAYLOR) (1) ».

FOURNIER défend les mêmes idées dans son livre sur la syphilis héréditaire tardive.

Et MAURIAC (2) [de même que JULLIEN (3) et BERNE (4)] parlant du rachitisme déclare : « la syphilis peut en favoriser l'apparition mais elle ne la crée pas et son autonomie reste intacte. »

Cette question examinée, étudions maintenant les différentes dystrophies natives.

1. — *Inaptitude à la vie.* — C'est la chétivité native qui trahit cette inaptitude à la vie, résultat d'une dystrophie de tout l'être. L'enfant peut mourir presqu'aussitôt après sa naissance ou dans les jours suivants et cela sans raison « de rien » (E. FOURNIER).

Il est comme enrayé d'emblée dans son

(1) TAYLOR. — Syphilitic lesions of the osseus system. New-York, 1875.
(2) MAURIAC. — Syphilis héréditaire et syph. tertiaire, 1893.
(3) JULLIEN. — Traite des maladies vénériennes, 1879.
(4) BERNE. — Syph. héréditaire osseuse.... Thèse Paris, 1884.

développement vital par cette sorte de dystrophie originelle qui caractérise de façons si variées l'hérédo-syphilis (A. FOURNIER). Il meurt n'ayant pas la force de vivre.

Ou bien l'enfant naît dans des conditions médiocres, dépérit et meurt au bout de quelques jours.

Ou bien encore, après s'être développé momentanément, il se met à s'affaiblir, s'émacier et atteint rapidement ce type de décrépitude, si justement nommé : **aspect de petit vieux.**

Une affection peut simuler cet aspect de petit vieux : c'est l'athrepsie.

Dans l'*athrepsie* l'enfant commence par avoir des troubles dans ses selles, il demande fréquemment à boire, mais absorbe moins qu'à l'habitude.

Puis diarrhée et vomissement s'installent. La muqueuse buccale se sèche et se couvre de muguet, puis d'ulcérations.

L'enfant maigrit rapidement, ses yeux sont bistrés. La température s'abaisse.

Puis tous les symptômes s'accentuent. La température s'abaisse encore et, au toucher, l'enfant ressemble à du suif figé. Les membres sont rigides ; la face, ridée, rappelle celle de certains vieillards (PARROT) (1).

On voit, par cette description des symptômes de l'athrepsie, que, si l'aspect terminal de l'en-

(1) PARROT. — Clinique des nouveau-nés. L'athrepsie.

fant est celui d'un petit vieux, les troubles qui précèdent font faire facilement le diagnostic, car l'hérédo-syphilitique ne présente pas tout cet ensemble de symptômes : il dépérit sans raison apparente.

2. — *Front olympien. — Bosselures latérales. — Front en carène. — Crâne natiforme* (PARROT).

Cette dernière observation n'a jamais été décrite ailleurs que dans l'hérédo-syphilis et semble presque pathognomique de cette affection.

Pourtant, TAVERNIER (1) cite un malade atteint de syphilis acquise et porteur de cette malformation.

Asymétrie de la face.

3. — *Ostéophytes des os du crâne* aux environs du bregma (BLANCHET) (2).

4. — *Microcéphalie.*

5. — *Hydrocéphalie.*

A. FOURNIER dans son livre intitulé Syphilis et mariage, déclare que l'hydrocéphalie est fréquemment une conséquence de la syphilis héréditaire.

E. FOURNIER cite 170 cas d'hydrocéphalie chez des syphilitiques héréditaires et en conclut que cette affection constitue un affluent important à l'étiologie de cette malformation.

---

(1) TAVERNIER. — *Annales de dermatol. et syphiligraphie*, 1887, page 513.

(2) BLANCHET. — Contribution à l'étude de la syphilis des nouveau-nés. Th. Paris, 1902.

6. — *Circulation crânienne supplémentaire.* — Elle comprend non seulement de gros cordons veineux mais elle est d'origine de véritables arborescences vasculaires. Elle affecte non seulement les hydrocéphales mais aussi les enfants à tête normalement constituée. C'est de plus un symptôme assez fréquent.

7. — *Bec de lièvre. Fissure palatine. Langue bifide.*

8. — *Nez écrasé, aplati à la base, en selle.* — C'est une malformation commune et si caractéristique que pour beaucoup de personnes sa présence suffit pour affirmer la syphilis héréditaire.

9. — *Dystrophies oculaires.* — Ce sont des malformations très rares ; pourtant le strabisme est assez fréquent puisque FOURNIER a pu le rencontrer 18 fois sur 52 hérédo-syphilitiques.

10. — *Malformations du pavillon de l'oreille.*

11. — *Spina bifida.* — Assez rare, cette lésion est due à un arrêt de développement des lames vertébrales.

12. — *Atrophie congénitale d'un membre. — Gigantisme partiel des membres inférieurs. — Amputations congénitales.*

Toutes les déformations semblent dues à une perturbation dans le développement des membres, perturbation qui pourrait bien être due à une altération du système nerveux central.

Pseudo - paralysie syphilitique. — (GILBERT) (1).

(1) GILBERT. — Disjonction épiphysaire des nouveau-nés syph. Th. Paris, 1900.

Cette affection, qui peut se produire pendant les 3 premiers mois, est due à une disjonction épiphysaire des os des membres qui sont ainsi réduits à l'impotence fonctionnelle· mais ce n'est pas, comme on le croyait, une véritable paralysie.

13. — *Luxation congénitale de la hanche.*

L'arrêt de développement qui cause la luxation congénitale semble sous la dépendance d'une lésion nerveuse centrale. LANNELONGUE croit d'ailleurs que dans la majorité des cas cette lésion est d'origine spécifique.

14. — *Pieds bots.*

Le pied bot semble avoir les mêmes causes (lésions nerveuses centrales (GILLES DE LA TOURRETTE) (1). LANNELONGUE) provoquées par un processus infectieux ou toxique. Ce pourra être la syphilis mais aussi le paludisme, le saturnisme, l'alcoolisme (LEGRAIN) (2).

15. — *Imperforation de l'anus. — Hernies inguinales.*

16. — *Malformations génito-urinaires : Exstrophie de la vessie. — Hypo et épispadias. — Ectopie testiculaire. — Malformations vulvaires, vaginales, utérines.* Peuvent être rattachées à l'hérédo-syphilis mais rien n'est démontré (TRUFFIER) (3).

17. — *Dystrophies cutanées. — Ichtyose. —*

---

(1) GILLES DE LA TOURRETTE. Syphilis héréditaire de la moelle.

(2) LEGRAIN. — Syph. hérédit. et malformations congénitales, Soc. de Biologie, 1895.

(3) TRUFFIER. — Traite de chirurgie.

Absence de cils et sourcils. — Alopécies péladoïdes (Moussous) (1). *— Nœvi. — Kystes dermoïdes.*

18. — **Dystrophies des annexes fœtales.** *— Désagrégation du cordon.*

19. — **Monstruosités.**

C'est l'anomalie poussée à un degré considérable qui constitue la monstruosité.

Or, ces monstruosités dans bien des cas semblent relever de l'hérédo-syphilis. En particulier :

L'éventration totale (Obs. de Follin).
L'absence de palais et de langue (Hutchinson).
L'anencéphalie. — L'exencéphalie.
Les monstruosités multiples.

En résumé, cette longue énumération nous montre que l'hérédo-syphilis peut causer toutes les dystrophies natives. Mais réciproquement peut-on déclarer que toute dystrophie implique la syphilis ?

Valeur diagnostique des stigmates dystrophiques

E. Fournier, dans sa thèse, discute longuement la valeur diagnostique de ces stigmates.

Bien avant lui Diday, Rollet, Casati (2), avaient

(1) Moussous. — Remarques sur 52 cas d'hérédo-syphilis. — Médecine infantile. Paris, 1895. — Congrès de Bordeaux, août 1895.
(2) Casati. — Etudes et observations sur la syphilis infantile et sur les enfants à la mamelle. Traduit de l'italien par Daniel Mollière, 1874.

déclaré que l'aspect de « petit vieux » n'était pas caractéristique. La mauvaise hygiène de la mère, la mauvaise alimentation, la misère physiologique, l'albuminurie peuvent provoquer cet aspect « qui indique seulement un trouble de nutrition ».

Nous avons montré précédemment que l'athrepsie pouvait aussi aboutir à ce type de petit vieux mais que le diagnostic de cette affection était facile.

D'autre part, déclare E. FOURNIER, il est commun de rencontrer des sujets qui, bien que nés de parents syphilitiques et affectés de tels ou tels stigmates dystrophiques, n'en sont pas moins restés exempts de toute manifestation spécifique. Et il cite à l'appui de ce qu'il avance de nombreuses observations du professeur FOURNIER.

Du reste les sujets porteurs de stigmates ne sont pas nécessairement entachés de syphilis puisqu'on en voit qui la contractent par contamination personnelle et c'est une « exception prodigieusement exceptionnelle » que la syphilis se double (E. FOURNIER).

On a même des observations de cas de ce genre où des sujets présentaient une série de dystrophies et de la polymortalité infantile dans leur famille : 10 grossesses, 6 morts soit en naissant soit en bas-âge (FOURNIER).

De même TAVERNIER (1) cite trois observations recueillies dans le service du professeur LELOIR,

(1) TAVERNIER. — Annales de dermatol. et syphiligraphie, 1887. Page 513.

de Lille, dans lesquelles des sujets atteints de syphilis acquise étaient porteurs de stigmates non douteux d'hérédo-syphilis ; les voici résumées :

OBS. I. — La malade présente le type de la dent d'HUTCHINSON, une cicatrice blanche, lisse sur la cuisse droite. A contracté un chancre suivi d'accidents secondaires.

OBS. II. — Malade atrophié ; cicatrices fessières, *crâne natiforme,* dents mordillées, et de 9 frères et sœurs 4 sont morts en bas âge. Syphilis acquise.

OBS. III. — Malade porteur de taie de la cornée ; cicatrices fessières ; incisives et canines mordillées. Sur 10 enfants engendrés, 4 sont morts peu après leur naissance. Syphilis acquise.

Comme conclusion nous pouvons déclarer avec E. FOURNIER que : « **les stigmates dystrophiques n'impliquent pas la syphilis par euxmêmes chez le sujet qui les porte** ».

Et, en effet, ces dystrophies dénoncent simplement une tare héréditaire. Elles peuvent être causées par des affections autres que la syphilis : tuberculose, alcoolisme, saturnisme, etc. En résumé toute infection ou intoxication des procréateurs peut provoquer ces malformations.

LANDOUZY (1) a décrit à côté de l'hérédité tuberculeuse, une hérédité atypique, paratuberculeuse. « Les enfants naissent dystrophiques, comme

(1) LANDOUZY. *Revue de Médecine*, septembre 1891.

les fils de vieillards, d'alcooliques, de syphilitiques, de neurasthéniques » et il conclut ainsi « ....

.... une influence dystrophique qui a plus d'une ressemblance avec la dystrophie native étudiée récemment par le professeur A. FOURNIER dans l'hérédo-syphilis ».

HANOT (1) et RICOCHON (2) ont également étudié de nombreux stigmates dus à la tuberculose héréditaire, stigmates analogues à ceux de l'hérédosyphilis.

De même l'alcoolisme fournit un large contingent aux malformations (COMBEMALE) (3) et à la tératologie.

On pourrait en dire autant du saturnisme (ROQUE) (4), de l'impaludisme, de la consanguinité, et de toutes les infections ou intoxications en général.

La conclusion légitime de cette longue discussion est que les dystrophies indiquent simplement une tare héréditaire, et qu'il y a loin, en partant d'elles, à pouvoir affirmer la syphilis.

Ce qu'on peut lui accorder c'est qu'elle réalise plus souvent ces malformations et que, de ce fait, en présence de l'une d'elles on doit toujours penser à la possibilité de cette affection.

(1) HANOT. *Revue de la Tuberculose*, Paris, 1895.
(2) RICOCHON. Mémoires du docteur RICOCHON. *Revue de la Tuberculose*, 1894.
(3) COMBEMALE. La descendance des alcooliques. Th. Montpellier, 1888.
(4) ROQUE. Des dégénérescences héréditaires, produites par l'intoxication saturnine lente. Thèse Paris, 1873.

II. — L'enfant ne présente pas de signes de syphilis héréditaire.

Dans ce cas existe-t-il des signes autres nous permettant de soupçonner cette syphilis ?

On s'accorde généralement pour considérer comme signes de probabilité un certain nombre de symptômes : *avortements répétés, en série — polymortalité infantile — hydramnios — exagération de volume du placenta — poids moindre des enfants syphilitiques — courbe d'alimentation.*

I. — AVORTEMENTS RÉPÉTÉS, EN SÉRIE. — Il est admis depuis très longtemps et à juste titre, que la syphilis est une cause très fréquente d'avortements, surtout après le 4e mois de la grossesse. De plus, souvent chez la même femme on peut observer une série d'avortements et parfois aussi d'avortements de plus en plus tardifs, finissant par aboutir à un fœtus mort à terme, puis à un enfant vivant.

Mais on ne peut conclure de ce qu'une femme a avorté plusieurs fois à l'existence certaine de la syphilis. En effet, nombreuses sont les causes qui amènent l'avortement et même en série.

Sans oublier l'avortement criminel si fréquent de nos jours, presque toutes les affections aiguës peuvent le provoquer (variole, fièvre typhoïde, pneumonie).

Il faut aussi noter que toute infection ou intoxication des procréateurs peut avoir le même résultat, surtout quand cette intoxication est prolongée.

La tuberculose du père, l'alcoolisme, le saturnisme (Constantin Paul) (1), Oui (2), Verhaeghe (3), les excès de coït.

Chez la mère, indépendamment de la tuberculose, il faut citer le sulfure de carbone, les traumatismes génitaux, les lésions utérines (endométrite), l'albuminurie et enfin l'insertion vicieuse du placenta qui, chez certaines femmes, est habituelle.

On ne peut donc conclure nécessairement à la syphilis on cas d'avortements répétés.

Jusqu'à ces derniers temps on mettait le tabac parmi les intoxications capables de provoquer l'avortement et la polymortalité infantile. Les travaux de Piasecki (du Havre) (4), d'Aubigé (de Paris), de Joire (de Lille), travaux rassemblés dans la thèse de Mme le Dr Grimpret (5) et les nombreuses observations recueillies par cette dernière

---

(1) Constantin Paul. — *Archives générale de médecine.* — Mai 1868.

(2) Oui. — Influence du saturnisme paternel sur la grossesse et le produit de la conception. — *Echo médical,* 27 Juin 1907.

(3) Verhaeghe. — La descendance des peintres. — *Echo médical,* 9 Septembre 1906.

(4) Piasecki. Revue de l'hygiène et de police sanitaire, 1881.

(5) Mme Grimpret. — Influence du tabac sur la grossesse et la santé des nourrissons des ouvrières des manufactures de Lille. — Thèse, Lille 1906.

permettent de conclure avec elle : « que le travail des ouvrières dans les manufactures de tabac ne paraît exercer aucune mauvaise influence sur la grossesse, et que la mortalité chez les nourrissons de ces ouvrières n'est pas supérieur à celle des enfants des autres ouvrières. »

2. POLYMORTALITÉ INFANTILE. — Dans les familles de syphilitiques on trouve une très grande mortalité infantile, mortalité due à la syphilis elle-même, ou à cette inaptitude à la vie qui expose l'enfant sans défense à toutes les infections.

Pourtant on ne peut baser un diagnostic ferme sur cette polymortalité.

En effet les mêmes causes que pour l'avortement reviennent ici.

La tuberculose tue fréquemment les enfants en bas-âge parce que les enfants de tuberculeux sont congénitalement déchus. Elle semble même représenter la principale cause de mortalité dans les 2 premières années de la vie (LANDOUZY) (1).

M. le professeur COMBEMALE (2), dans sa thèse, a étudié la descendance des alcooliques. Aux observations publiées avant lui il a joint, en collaboration avec MAIRET, l'expérimentation sur des chiennes enceintes à qui il faisait absorber de l'alcool.

Il a aussi noté de la polymortalité, des mal-

(1) LANDOUZY. *Revue de médecine*, sept. 1891.

(2) COMBEMALE. La descendance des alcooliques. Thèse Montpellier, 1888.

formations analogues à celles que l'on rencontre chez les enfants (persistance du trou de Botal, monorchidie, asymétrie crânienne et cérébrale, etc.) On peut rencontrer toutes les malformations précédemment décrites.

Et dans ce travail il a été amené à conclure que : « les troubles somatiques, que cause l'alcoolisme dans la progéniture, portent sur l'intégrité de la constitution du corps, sur la résistance vitale de sa totalité ou de chacune de ses parties, sur la réaction des éléments aux causes morbides, et sont caractérisés par des malformations multiples et graves, par un amoindrissement de la force intime de la vie des éléments et des organes et par une susceptibilité particulière vis-à-vis des agents morbifiques. »

Aussi n'est-il pas étonnant de constater les ravages que fait l'alcool en Bretagne, parmi les jeunes enfants.

3. Hydramnios. — C'est une affection fréquente chez les femmes syphilitiques ; elle coïncide souvent avec des lésions fœtales gênant la circulation de la veine ombilicale.

Mais elle peut être provoquée par d'autres maladies : albuminurie, maladie de cœur de la mère. La grossesse gémellaire est fréquemment aussi une cause d'hydramnios. Enfin certaines lésions des membranes ou certaines altérations du placenta (maladie des villosités choriales par exemple) peuvent aussi l'amener.

4. — Exagération de volume du placenta. —
Le Professeur Pinard a observé depuis longtemps
que les placentas des enfants hérédo-syphilitiques
sont gros et lourds. Alors que normalement le
rapport du poids du placenta au poids du fœtus
est de 1/6, chez ces enfants ce rapport est
d'environ 1/4.

Dias (1) et Bridier (2), dans leurs thèses, arrivent
à conclure également que le placenta syphilitique
est d'apparence pâle, sans grandes lésions, mais
que son rapport atteint environ 1/4.

Or, cette loi est loin d'être constante.

Petit, dans sa thèse déjà citée, affirme qu'elle
n'est pas absolue : dans un certain nombre
d'observations, il a examiné systématiquement tous
les quinze jours les mères et les enfants, dont le
placenta répondait à la loi de Pinard. Plusieurs
de ces enfants, surveillés ainsi pendant onze mois,
ne présentèrent jamais, ni eux ni leurs mères,
aucun accident spécifique.

De plus, on rencontre des hérédo-syphilitiques
ayant un placenta petit.

Dans la thèse de Pouzol (3), Fournier, voulant
démontrer que la syphilis peut n'être pas diagnos-

---

(1) Dias. — Hyperthrophie placentaire dans la syphilis. —
Thèse Paris, 1891.

(2) Bridier. — Recherches sur le rapport du poids du fœtus
au poids du placenta, dans l'albuminurie et la syphilis. — Thèse
Paris, 1893.

(3) Pouzol. — De l'importance diagnostique de la courbe alimentaire dans certains cas de syphilis héréditaire. — Thèse
Paris, 1894.

tiquée cliniquement, ne cite que deux cas sur quatorze où .cette loi soit confirmée et, dans les douze autres cas, il ne relève rien à cet égard.

De même BLANCHET, publiant les cas de syphilitiques vivants, nés à la clinique TARNIER en 1900 et 1901, donne de nombreuses exceptions à cette loi.

Aussi, bien que cette loi soit dans beaucoup de cas exacte, elle ne pourra baser un diagnostic ferme (au moins quand elle sera seule en cause), car elle est sujette à exceptions et il sera impossible de dire d'un enfant sain en apparence, mais ayant un placenta dans le rapport de 1/4, qu'il est sûrement syphilitique.

D'autre part, les lésions observées sur le placenta consistent en un œdème ou une hypertrophie du tissu muqueux des villosités, accompagnée souvent d'artérite.

Mais, en somme, on n'a pas trouvé jusqu'ici de lésions manifestement syphilitiques (WALLICH et LEVADITI) (1).

5. — POIDS MOINDRE DES ENFANTS SYPHILITIQUES. — C'est un signe qui n'a guère de valeur. En effet, il est fréquent de rencontrer des enfants manifestement contaminés ayant un poids normal et même supérieur à la moyenne.

De plus, toute affection qui touche l'état général

(1) WALLICH et LEVADITI. — Recherches sur la présence du spirochète pallida dans le placenta. C. R. Société de Biologie. T. LX. Janv. 1906.

de la mère pendant la grossesse est capable de provoquer ce signe. Ce n'est qu'un défaut de nutrition du fœtus et on ne peut en faire un symptôme de syphilis.

6.— Courbe d'Alimentation. — Perte de poids. Pouzol, dans sa thèse (1), observe que, chez certains hérédo-syphilitiques, on trouve dans les jours qui suivent la naissance, sans motif apparent, une perte de poids pouvant aller jusqu'à la mort.

Les enfants ne présentent pas de troubles digestifs. Ils tètent avec appétit, prennent 400 à 500 grammes de lait par jour : ils n'ont pas de vomissements. Les selles sont normales, jaunes, liées sans caillots. Pas de diarrhée. L'examen clinique de l'enfant ne dénote rien de particulier.

Et pourtant cet enfant, en apparence sain, dépérit d'une façon extrèmement rapide (jusqu'à 350 à 400 grammes dans les quatre premiers jours). Cette perte de poids, qui trace une courbe presque verticale, doit être considérée comme une forme latente de syphilis héréditaire.

Cette courbe, d'autant plus utile qu'on l'obtient souvent avec des enfants chez qui on ne trouve cliniquement aucun symptôme spécifique, ne peut servir de critérium dans les premiers jours.

En effet, l'enfant peut ne rien présenter d'anormal pendant les dix premiers jours ; son poids peut augmenter régulièrement comme celui des autres

(1) Pouzol. De l'importance diagnostique de la courbe alimentaire dans certains cas de syphilis héréditaire ; thèse Paris, 1894.

et la courbe ne commencer à descendre qu'après dix jours et même davantage.

De plus, il y a des causes d'erreurs :

1. — Dans les premiers jours, on observe fréquemment une diminution de poids due à la pauvreté de la sécrétion lactée ou à la mauvaise conformation des bouts de seins. On ne doit pas confondre cette courbe descendante momentanée avec celle de l'alimentation des hérédo-syphilitiques.

La mauvaise qualité du lait maternel ou du lait de vache, et dans certains cas la mauvaise volonté que la mère apporte à une alimentation au sein, qui ne lui sourit guère, peut produire les mêmes résultats que la syphilis latente.

2. — Du côté du fœtus, les malformations de la langue ou des lèvres provoquent une gêne à la succion et consécutivement une diminution de poids.

En somme, ce signe est fort précieux, surtout quand il est précoce et qu'il existe en même temps que d'autres, mais, quand il est seul, il peut être le résultat d'une erreur d'observation ou plutôt d'interprétation. Il n'est, du reste, pas toujours précoce et de plus il n'est pas très fréquent.

D'ailleurs, en clientèle, il est difficile à observer, car l'enfant nouveau-né est rarement pesé tous les jours et son poids noté avec soin.

En résumé, l'étude critique de tous ces signes de probabilité nous montre que, *pris séparément*, **aucun d'eux n'a de valeur absolue.**

Si on les rencontre groupés, on aura beaucoup de raison de soupçonner la syphilis surtout si l'on a affaire aux avortements en série, à la polymortalité infantile. Et pourtant ne voit-on pas dans les observations recueillies à la polyclinique de St-Louis :

1° Mère tuberculeuse : 1 avortement et 6 enfants morts en bas-âge sur 10 grossesses ;

2° Mère tuberculeuse : 9 grossesses, 2 avortements, 3 morts en bas-âge, 3 enfants dystrophiques.

De même deux observations du Prof. LANDOUZY :

1° Mère tuberculeuse : 16 grossesses, 11 enfants morts ;

2° Père tuberculeux : 5 enfants, 5 morts.

Ces exemples prouvent que, même devant les observations de ce genre, où tout semble accuser la syphilis, on doit faire des restrictions et que dans certains cas, elles seront légitimes.

B. — LE FŒTUS EST MORT-NÉ

Si l'enfant atteint de syphilis héréditaire vient ordinairement au monde vivant, il est des cas assez nombreux où il vient mort et dans un état spécial que l'on nomme la macération.

L'enfant macéré est d'une flaccidité spéciale, les parenchymes sont infiltrés et décolorés. L'épiderme est décollé en partie et, à certains endroits, l'on trouve des phlyctènes remplies d'une sérosité rougeâtre. Les os du crâne sont affaissés, disjoints, recouverts par une peau trop lâche qui se plisse. Le volume peut en être très réduit.

Or, ce fœtus macéré peut nous présenter deux cas à étudier.

a) IL PRÉSENTE DES SIGNES D'HÉRÉDO-SYPHILIS

Chez le fœtus, macéré seulement depuis quelques jours, comme chez l'enfant vivant, on peut rencontrer des symptômes de syphilis proprement dite (symptômes dont nous avons étudié précédemment la certitude au point de vue du diagnostic) : plaques muqueuses, pemphigus, etc. Dans ce cas on n'aura pas à hésiter.

Ou bien on pourra retrouver les différentes dystrophies dont nous avons longuement parlé au début de cette étude. A ces signes, qui n'impliquent que la probabilité, la macération viendra s'ajouter, et dans ce cas on aura d'autant plus de raisons de penser à la syphilis.

Pourtant, ce ne sera pas encore la certitude absolue, car la macération peut relever des mêmes infections ou intoxications qui provoquent les dystrophies.

b) IL NE PRÉSENTE AUCUN SIGNE D'HÉRÉDO-SYPHILIS

Quelles sont donc les causes de la macération? La macération est la transformation d'un fœtus mort et retenu dans l'intérieur de l'utérus. Comme le déclarent Levaditi, Queyrat et Feuillée (1), « la macération n'est pas un processus lié d'une façon directe à l'infection de l'organisme fœtal par le virus syphilitique, mais bien un acte autolytique ». Plus la mort est ancienne, plus la macération est accusée.

Pourtant, dans certains cas, très rares, on a pu voir la macération commencer avant la mort du fœtus (voir 2e partie. Observation XVI).

Or, si la macération n'est que la transformation d'un fœtus mort et retenu *in utero*, pourquoi la syphilis serait-elle seule capable de la produire?

Logiquement, toute cause qui peut amener la mort du fœtus peut, par cela même, provoquer la macération si le fœtus n'est pas expulsé de suite :

(1) Levaditi, Queyrat et Feuillée. — Constatation du spirochète Schaudinn dans le foie et la rate d'un fœtus macéré. — *Bull. Soc. fr. de Dermatol et Syphiligraphie*. Décembre 1905.

Les affections aiguës graves (variole, fièvre typhoïde, pneumonie, etc.);

chroniques (tuberculose, diabète, albuminurie);

les maladies et intoxications du père (tuberculose, alcoolisme, saturnisme);

les intoxications de la mère : plomb, arsenic;

les maladies des villosités choriales, les hémorrhagies intra et rétro-placentaires;

l'anémie, les altérations du sang maternel;

les affections chroniques de l'utérus, les déviations utérines.

Toutes ces causes, pouvant produire l'avortement, peuvent également provoquer la macération, qui n'en est qu'une conséquence.

Certes, on ne peut nier que la syphilis en soit souvent l'agent provocateur : elle y prédispose, comme toutes les affections chroniques générales, et il est évident que le fœtus infecté aura d'autant plus de raisons de succomber avant terme que l'organisme de la mère sera en état de moindre résistance, état provoqué par l'évolution de l'infection spécifique.

Mais il est bien difficile de déclarer que macération = syphilis et si, rencontrant un fœtus macéré, c'est à elle que l'on doit tout d'abord songer, on ne devra jamais oublier que bien d'autres maladies peuvent en être la cause réelle.

Si l'on récapitule tous les signes énumérés, on voit qu'en dehors des symptômes de la syphilis proprement dite (plaques muqueuses, coryza, pemphigus), **aucun des autres signes pris en particulier, ne permet un diagnostic absolument sûr.** En effet, on peut retrouver chez des fœtus non infectés des symptômes analogues.

Quand on rencontre ces signes groupés en petit nombre, on peut en déduire la probabilité de la syphilis, mais non encore la certitude, car d'autres affections sont capables de nous donner des cas semblables.

Seul, un grand nombre de signes réunis peut nous permettre d'être affirmatif. Malheureusement, ces groupements sont rares et, en pratique, nous aurons rarement affaire à eux.

Il résulte de là que, chez un grand nombre d'enfants suspects, nous ne pourrons poser qu'un diagnostic de probabilité, diagnostic insuffisant dans tous les cas, puisqu'il peut nous amener à ne pas traiter l'enfant et les parents comme ils doivent l'être ou à exposer une nourrice mercenaire à une contagion qu'un diagnostic précoce et sûr eût fait éviter.

Peut-il donc y avoir une confirmation à ce diagnostic? Les méthodes de laboratoire découvertes ces dernières années nous la permettent. C'est ce que nous allons montrer dans la deuxième partie de notre thèse.

DIAGNOSTIC DE L'HÉRÉDO-SYPHILIS PAR LES MÉTHODES DE LABORATOIRE

LE TRÉPONÉMA PALLIDUM (1)

Dans ses recherches pour contrôler les déclarations de SIEGEL, qui faisait d'un protozoaire le *Cythorrhyctes luis*, l'agent de la syphilis SCHAUDINN eut l'attention attirée par des spirilles faiblement colorés et d'aspect particulier. Dès lors, en collaboration avec HOFFMANN, il se mit à étudier ces micro-organismes de façon toute spéciale.

Il reconnut dans les lésions syphilitiques deux sortes de spirilles : l'un, le **Spirochaete refringens**, est un microbe banal qu'on peut trouver sur la muqueuse des organes génitaux sains ; l'autre, qu'on ne rencontre que dans les cas de syphilis, est le **Spirochaete pallida**. Le premier Mémoire sur ce sujet parut en avril 1905.

Dès ce jour, tous les bactériologistes se mettent

(1) La plupart des renseignements sur le tréponème proviennent de Levy-Bing: *Le Micro-Organisme de la syphilis.*

à rechercher le spirochète. MENTCHNIKOFF l'observe dans les lésions d'inoculation de syphilis, faites aux singes supérieurs.

LEVADITI, (1) voulant éviter toute chance de contamination venue du dehors, s'adresse aux hérédo-syphilitiques et il découvre le spirille dans le liquide des vésicules de pemphigus.

En même temps, en Allemagne BUSCHKE le trouve dans le foie et la rate d'un enfant syphilitique, puis plus tard dans le sang d'un autre enfant vivant.

Alors, peu à peu, le spirochète (que l'on nomme actuellement à plus juste titre **treponema pallidum**) fut trouvé dans les différentes lésions spécifiques : chancre, ganglion induré, syphilides cutanées, périonyxis, plaques muqueuses, sang ; puis, plus tard, dans les gommes, etc.

Dans toutes les lésions spécifiques, on put les déceler, alors qu'en aucun cas on ne les trouva chez des individus sains.

On doit donc admettre que le tréponème est bien l'agent causal de la syphilis.

Morphologie. — Le tréponème est un micro-organisme hélicoïde et mobile, très faiblement réfringeant, presqu'incolore, pâle.

Il conserve à l'état de repos sa disposition hélicoïdale, contrairement aux autres spirochètes,

(1) LEVADITI. — Préparations de spirochètes provenant du liquide des vésicules de pemphigus d'un enfant hérédo-syph. Académie de méd., 16 mai 1905, *Presse médicale*, 17 mai 1906.

qui, dans ce cas, se rapprochent de la ligne droite.

C'est un filament cylindrique de 4 à 14 µ de long et de 1/4 µ de diamètre, enroulé en tire-bouchon.

Il a en moyenne 8 à 14 tours de spires, et ces spires sont serrées. Les extrémités sont toutes deux effilées et terminées par des flagelles (SCHAUDINN).

Le tréponème ne connaît ni coloration élective ni coloration spécifique : sa pâleur provient surtout de son extrême ténuité.

Comme ce microorganisme se reproduit par division longitudinale on peut trouver de longs spirilles qui, en réalité, sont composés de deux tréponèmes et plus, encore adhérents par une extrémité et semblant n'en former qu'un seul, très long. On observe dans ce cas plusieurs noyaux.

Recherche du tréponème. — Il existe trois grandes méthodes d'examen : préparations fraîches, frottis colorés et coupes avec imprégnation.

L'emploi des **préparations fraîches** permet de rechercher et d'étudier les tréponèmes vivants. Leurs mouvements aident beaucoup à leur découverte. Pour cet examen, il faut un éclairage intense et un grossissement de 1000 à 4000.

La découverte de l'**ultramicroscope** (1) a facilité beaucoup l'étude de la structure fine de ces microorganismes.

L'ultramicroscope est basé sur ce principe :

(1) Renseignements empruntés à P. GASTOU. — Diagnostic de la syphilis par l'ultramicroscope. *Presse médicale*, avril 1908.

toutes les particules éclairées d'un façon intense par *réfraction* et placées sur un fond obscur émettent par elles-mêmes des rayons lumineux d'une très grande intensité, qui les rendent visibles dans leurs formes et leurs mouvements.

Il faut donc une intensité lumineuse très forte, un éclairage intense, indirect et par réfraction, un fond obscur sur lequel se détachent les particules éclairées.

Ce sont ces conditions qui sont réalisées dans l'appareil de LEITZ-COGIT.

Quand on regarde à l'ultramicroscope, le fond est noir : sur ce fond apparaissent des taches, des points lumineux immobiles ou mobiles.

Le tréponème s'y montre sous plusieurs aspects :

1º Sous la forme d'une série de points brillants, cheminant l'un derrière l'autre, et gardant leur distance respective en exécutant une sorte de marche en ligne droite. On aperçoit de temps en temps des scintillements, puis tout disparaît ;

2º Sous la forme d'une série de petites lignes formant des bâtonnets parallèles, dont les extrêmes sont de plus en plus petits ;

3ᶜ Sous la forme enfin d'une vrille, d'un tire-bouchon, d'un long filament ondulé dont on peut compter facilement les tours de spires, dont les extrémités sont effilées. Ces filaments donnent la sensation de se mouvoir par suite de deux mouvements successifs que l'on pourrait comparer à un coup de tête qui commence la marche en avant, qu'un coup de queue termine.

Ce procédé d'examen est de beaucoup le plus facile, le plus rapide et le plus sûr.

La coloration sur **frottis** est surtout employée pour rechercher le tréponème dans les lésions de la syphilis acquise. Pourtant, comme on l'emploie pour les examens de sang, nous étudierons les procédés qui ont rapport à ces examens, mais *ceux-là seuls*.

1. Si l'on n'a que peu de sang, on peut se contenter d'un frottis, que l'on colore par le procédé de Giemsa.

La préparation, aussi mince que possible, est séchée à l'air et fixée 15 à 20 minutes aux vapeurs d'acide osmique. Pour colorer, on ajoute à 1 cmc. d'eau distillée 10 gouttes d'une solution de carbonate de potasse à 1/1000, puis 1 goutte de la solution colorante dont voici la formule :

Azur II. Éosine. 3
Azur II. 0,8
Glycérine chimique pure 250
Alcool méthylique. 250

On laisse en contact une heure, on lave alors à l'eau distillée, on laisse sécher et on monte dans le beaume du Canada. Le tréponème pâle apparaît en rouge et le *spirochete refringens* en bleu.

2. Si le sang est en assez grande quantité pour être centrifugé, on aura beaucoup plus de chances de rencontrer le microorganisme. La méthode de Nattan-Larrier est surtout employée dans ce cas.

5 cmc. de sang sont hydrohémolysés par mélange

dans un flacon avec 100 cmc. d'eau distillée stérile, puis centrifugés. Le culot est étalé sur lames, en couche aussi mince que possible, la préparation séchée par quelques minutes d'étuve à 37° puis, fixée à l'alcool-éther. On colore pendant 24 heures au Giemsa. On peut aussi dans ce cas agir comme avec une coupe histologique et pratiquer l'imprégnation à l'argent.

Mais, pour les coupes de tissus, la **méthode par imprégnation à l'argent** donne seule des résultats.

3 procédés principaux sont aujourd'hui utilisés; ce sont : celui de Bertarelli, Volpino et Bovero, dérivé de celui de Van Ermenghem, celui de Levaditi et enfin celui de Levaditi et Manouélian.

Le plus employé est le procédé lent de Levaditi ; c'est celui que nous résumerons ici :

Méthode. — 1° Fixation des fragments de 1^{mm} d'épaisseur environ dans le formol à 10 %, pendant 24 heures; 2° lavage et durcissement dans l'alcool à 96° pendant 24 heures ; 3° lavage à l'eau distillée pendant quelques minutes jusqu'à ce que les fragments tombent au fond du récipient ; 4° imprégnation faite à 38° et prolongée 3-5 jours, suivant les tissus, dans une solution de nitrate d'argent dont la concentration varie de 1,5 à 3 % ; 5° court lavage à l'eau distillée et réduction ultérieure à la température de la chambre, par la solution suivante :

Acide pyrogallique de.... 2 à 4 %
Formol.................. 5cmc
Eau distillée 100

6° Lavage à l'eau distillée, déshydratation à l'alcool, xylol, parafines et coupes (5 μ au maximum) : 7° coloration du fond par l'un des procédés suivants :

a) Mélange de Giemsa pendant quelques minutes, lavage à l'eau, différenciation à l'alcool absolu additionné de quelques gouttes d'essence de girofle, éclaircissement à l'essence de bergamote et au xylol ; beaume ;

b) Solution concentrée de bleu de toluidine, différenciation à l'alcool additionné de quelques gouttes du mélange éther-glycérine (UNNA) ; éclaircissement à l'essence de bergamote, xylol, beaume (MANOUÉLIAN). Les tréponèmes viennent en noir, les noyaux cellulaires en bleu, la substance fondamentale du tissu conjonctif en vert.

Ce procédé donne de bons résultats, mais nécessite une imprégnation prolongée dans le nitrate d'argent.

Localisations histologiques du tréponème

Sans nous occuper des localisations dans les lésions de la syphilis acquise, nous n'envisagerons que celles qu'on trouve dans la syphilis héréditaire.

Parmi les lésions cutanées, celles qui dépendent de la syphilis proprement dite contiennent des tréponèmes comme les lésions correspondantes de l'adulte. Ils y sont d'ailleurs difficiles à déceler et l'examen reste souvent négatif.

Dans le **pemphigus** il y a deux localisations distinctes : 1° dans les papilles du derme qui forment le fond des vésicules, les tréponèmes fourmillent. Leur pénétration dans l'épiderme se fait le long des espaces, légèrement élargis, qui séparent les éléments cellulaires; 2° dans la cavité vésiculaire, où leur nombre est sensiblement inférieur (Lévy-Bin), et ils sont soit isolés, soit groupés en amas, agglutinés (Levaditi), soit phagocytés par les polynucléaires.

Les tréponèmes existent dans la **peau**, car Levaditi et Sauvage (1) ont pu les découvrir dans la sérosité d'un vésicatoire appliqué sur une peau d'apparence saine.

Dans le **placenta** maternel et fœtal, ils ont pu être décelés. Mais ils se trouvent surtout dans la tunique des vaisseaux des villosités choriales (placenta fœtal) [Nattan-Larrier et Brindeau (2)]. Ils sont beaucoup plus rares dans le placenta maternel.

C'est surtout dans le **foie** qu'on a pu les étudier. Ils s'y trouvent d'autant plus nombreux que le fœtus mort a été retenu pendant un cer-

(1) Levaditi et Sauvage. — Sur un cas de syphilis héréditaire. C. R. Société d'Obstét. de gyn. et de pédiatrie de Paris. — Janvier 1906.

(2) Nattan-Larrier et Brindeau. — Présence du spir. pall. dans le placenta syph. C. R. Soc. Biol. Janvier 1906.

tain temps *in utero*, et il semble qu'ils s'y sont développés après la mort comme dans un milieu de culture.

Ils ont été vus fréquemment au niveau des vaisseaux, soit dans les parois, soit tout autour dans les régions infiltrées et sclérosées, quoique certaines hyperplasies conjonctives considérables ne contiennent que quelques tréponèmes (LEVADITI (1), comme si l'exagération de la réaction scléreuse était susceptible de jouer un rôle actif dans la destruction des microorganismes de SCHAUDINN (LÉVY-BING, LEVADITI et MANOUÉLIAN) (2).

On trouve aussi les parasites entre les cellules hépatiques et à l'intérieur des cellules elles-mêmes (LEVADITI, ENTZ, FÉUILLIÉ) (3).

Dans les **capsules surrénales**, les tréponèmes existent en grande abondance partout mais surtout dans le tissu conjonctif. Ils ont une prédilection pour la substance corticale.

Le **poumon** est un des endroits où on les a le plus souvent rencontrés. Ils y déterminent trois sortes de lésions : spléno-pneumonie, broncho-pneumonie, hépatisation blanche (*pneumonia alba*

(1) LEVADITI. — L'histologie pathol. de la syphilis héréditaire dans ses rapports avec le spiroch pallida. *Ann. Inst. Pasteur*, 25 janvier 1905. Observ. IV.

(2) LEVADITI et MANOUÉLIAN. — Histologie pathologie du chancre syphilitique du singe dans ses rapports avec le spiroch. pallida. C. R. Soc. Biol 1905.

(3) FÉUILLIÉ. Localis. du spiroch. pallida chez un fœtus hérédo-syphilitique. *Bul. et mém. soc. méd. des Hôpitaux de Paris.* 9 mars 1906.

dè VIRCHOW). Ils ont été observés en grande nombre dans toutes les parties du poumon où il se manifeste soit de l'infiltration leucocytaire, soit de l'hyperplasie du tissu conjonctif (autour des bronches, vaisseaux, le long des capillaires, dans les septa alvéolaires).

Au niveau des bronches, les parasites pénètrent entre et dans les cellules épithéliales ciliécs et dans l'intérieur de la lumière bronchique (LEVADITI, GIERKE) (I).

Dans la **rate,** on en trouve dans les vaisseaux (LEVADITI, GIERKE, FEUILLIÉ), soit dans la pulpe [surtout dans le voisinage de gros vaisseaux, ce qui indique la pénétration par la voie sanguine (LEVADITI)], soit dans le stroma conjonctif.

L'existence des tréponèmes dans l'urine au cours de la néphrite syphilitique de l'adulte donne un intérèt spécial à leur recherche dans **le rein.**

C'est surtout dans le tissu conjonctif qu'ils ont été rencontrés, rarement dans les glomérules ou les vaisseaux. Il y en a aussi à *l'intérieur des cellules épithéliales des tubuli.*

Ce n'est que rarement qu'ils ont été trouvés dans le **sang** des enfants hérédo-syphilitiques pendant la vie (BUSCHKE et FISCHER), un peu plus souvent après la mort, dans le sang du cœur (BUSCHKE. LEVADITI, RIBADEAU, DUMAS).

(I) GIERKE. Das Verhältniss zwischen spiroch. und den Organem kongenital syphilitischer kinder (*Münch. med. Wchnschr.*, 27 fév. 1906. N° 9.

G. Petit (1) examinant le sang suivant deux procédés : d'abord par coloration au Giemsa pendant une heure après fixation aux vapeurs d'acide osmique, puis par la méthode de Nattan - Larrier, a trouvé des tréponèmes peu nombreux avec le premier procédé, mais en assez grande abondance avec le second.

Il a ainsi pu les découvrir dans le sang de deux enfants hérédo-syphilitiques.

Enfin, ils ont été vus dans d'autres organes **testicules** (sauf cellules séminales), **ovaires, intestin myocarde** (Buschke et Fischer) (2).

En résumé, on peut déceler des parasites dans presque tous les organes mais ils y sont plus ou moins nombreux. Voici l'ordre, donné par Levaditi et Salmon (3), des principaux organes suivant le nombre des tréponèmes qu'ils contiennent habituellement : **foie, poumon, capsules surrénales, peau.**

(1) G. Petit Présence de spirochètes dans le sang des hérédo-syphilitiques. *Écho Médical,* 2 juin 1907.

(2) Buschke et Fischer. — Ein Fall von Myocarditis syphilitica bei héréditärer Lues mit spiroch besünd. *Deutsch. méd. Wchuschr,* 10 mai 1906.

(3) Levaditi et Salmon. — Localisation du spiroch. dans un cas de syphilis héréditaire. C.-R. Soc. Biol., novembre 1905.

Notions générales (1)

Au cours de toute affection, il se développe dans le sérum sanguin des substances antagonistes produites par la réaction de l'organisme contre les microbes (ou **corps**) : ce sont les **anticorps**.

Les **sensibilisatrices** ou **ambrocepteurs** sont des anticorps à action complexe. Comme les autres anticorps, ils s'unissent exclusivement à un corps déterminé, mais ils n'opèrent de modification appréciable sur le corps auquel ils se fixent que moyennant l'intervention d'une troisième substance : **l'alexine ou complément.**

Les sensibilisatrices naturelles existent dans les sérums normaux, mais d'une façon inégale.

Mais on peut chez un animal déterminer la formation d'une **sensibilisatrice artificielle** en lui injectant le corps auquel cette sensibilisatrice correspond ; c'est préparer l'animal.

L'animal réagit contre le corps introduit en lui produisant l'anticorps spécifique. Tout corps doué de cette propriété prend le nom d'**antigène**.

(1) D'après l'article du Dr HALLION. Les anticorps dans la pratique expérimentale. La dérivation du complément. *Presse méd.*, 25 avril 1908.

Il y a une infinité de sensibilisatrices possibles, mais chaque sensibilisatrice **n'agit que sur son propre antigène et réciproquement.**

L'antigène devient par l'action de sa **sensibilisatrice sensible** à l'action de l'alexine.

Quant à l'alexine, c'est une sorte de ferment unique. Tous les sérums renferment la même alexine.

Étudions l'action de ces substances l'une sur l'autre.

1. — Antigène + Ambrocepteur :
Antigène — ambrocepteur.

Aucune modification de l'antigène, sauf qu'il est devenu sensible à l'action du complément (à condition que l'antigène et l'ambrocepteur soient spécifiques l'un vis-à-vis de l'autre).

2. *Antigène + Ambrocepteur + Complément =*
Antigène-ambrocepteur-complément.

Il y a fixation mais dans le cas seulement ou l'ambrocepteur est ajouté à son antigène spécique. Dans ce cas, le complément est fixé, absorbé.

Il y a **déviation du complément.**

Il faut tenir compte des proportions pour avoir fixation complète du complément et remarquer qu'aux environs de O° cette fixation n'a pas lieu, alors qu'elle atteint son maximum à 37°.

A 56° le complément est détruit, mais non les sensibilatrices.

Effets de la fixation de l'alexine sur l'antigène. — Quand les 3 termes nécessaires à la combinaison seront mis en présence, comment saura-t-on si la combinaison s'est produite ou non?

Deux cas peuvent se présenter :

1. — Avec certains antigènes (surtout quand on a affaire a une espèce quelconque de globules rouges), on a des effets visibles immédiatement, l'alexine agit comme une sorte de ferment digestif. Dès qu'on ajoute de l'alexine à ces éléments sensibilisés, ils se dissolvent immédiatement : c'est **l'hémolyse.**

2. — Dans certains cas, on a des effets peu apparents. On se sert alors d'une méthode indirecte basée sur la déviation du complément.

Soit un premier mélange *antigène + ambrocepteur + alexine*, nous avons une déviation du complément sans effet apparent. Comment démontrer que l'alexine a cessé d'être libre ?

Il suffit pour cela d'ajouter un antigène spécial (globules rouges) + sa sensibilisatrice.

Si l'alexine n'a pas été fixée, on aura hémolyse; si l'alexine a été fixée, on ne l'aura pas.

C'est l'application de cette méthode inaugurée par BORDET et GENGOU (1) qui sert de base à une séro-réaction de la syphilis étudiée par WASSERMANN. C'est elle que nous allons étudier dans le chapitre suivant :

Séroréaction de Wassermann. —

Il est à supposer que, par analogie avec les autres

(1) BORDET et GENGOU : Sur l'existence de sensibilatrices dans la plupart des sérums antimicrobiens. *Ann. Inst. Pasteur*, 1901 — — Le microbe de la coqueluche. *Ann. Inst. Past.*, 1906.

processus infectieux, la syphilis s'accompagne d'anticorps spécifiques, qui s'accumulent dans le sang. Ces anticorps doivent donc se fixer sur les tréponèmes de la même façon que les autres anticorps se fixent sur leurs antigènes.

Wassermann, Neisser et Bruck (1) ont recherché à l'aide de la réaction de Bordet et Gengou les anticorps et les antigènes syphilitiques chez l'homme et chez le singe infectés par le tréponème pâle.

D'un autre côté, Wassermann et Plaut (2), Levaditi (3) et Schutze (4) étudièrent la présence des anticorps syphilitiques dans le liquide céphalo-rachidien des paralytiques et des tabétiques.

Méthode de recherche : A défaut de culture de treponème on se sert d'extraits de tissus syphilitiques (en particulier d'organes d'hérédo-syphilitiques nouveau-nés). Les tissus sont triturés, puis mis en suspension dans l'eau salée à 8/1000. Après 24 heures en glacière, on centrifuge et le liquide clair superficiel est l'antigène syphilitique.

Pour rechercher si un sérum humain renferme réellement des anticorps syphilitiques, on ajoute à ce sérum une quantité donnée d'antigène puis du complément (réprésenté par du sérum normal de cobaye qui ne renferme pas de sensibilatrices). On laisse en contact pendant 2 heures.

(1) Wassermann, Neisser et Bruck. *Deutsche med. Woch.*, 1906, vol. XXXII, n° 19.

(2) Wassermann et Plaut. *Deutsche med. Woch.*, 1906, vol. XXXII, n° 44.

(3) Levaditi. *Ann. Inst. Past.*, 1907, vol. XXI.

(4) Schütze. *Berl. Klin. Woch.*, 1907, n° 5.

On introduit alors l'ambrocepteur hémolytique et les hématies. On met le tout une heure à l'étuve à 37°. Si le sérum renferme des anticorps il n'y a pas hémolyse, puisque l'alexine a été déviée.

Dans ce cas, la réaction est dite *positive*.

[On emploie ordinairement comme ambrocepteur hémolytique du sérum de lapin à qui on a injecté 3 jours en suivant du sang de chèvre, sang préalablement lavé à l'eau isotonique. Ce sérum acquiert la propriété de dissoudre les globules rouges de la chèvre. On le chauffe alors à 56° pour détruire son propre complément. On essaye l'hémolyse avec une dilution de sang défibriné de chèvre dans l'eau salée].

On pourra également, par le même procédé, rechercher les antigènes syphilitiques en se servant d'un sérum riche en anticorps.

Spécificité de la réaction.

Cette séro-réaction est-elle spécifique de la syphilis ? Certaines expériences de WASSERMANN et NEISSER prouvent cette spécificité vis-à-vis du virus syphilitique : en effet, dans un grand nombre de cas dans le sérum des singes, qui ne renfermait ni antigènes, ni anticorps syphilitiques avant l'inoculation du virus, ces principes ont fait leur apparition quelque temps après le début de l'accident primaire.

BRETON, RAVIART et PETIT (1) donnent également comme un argument en faveur de cette spécificité

l'étude qu'ils viennent de faire de la réaction de
WASSERMANN chez les hérédo-syphilitiques aliénés
d'Armentières.

Voici le tableau comparatif des différents stigmates dans les différentes réactions positives ou
négatives :

STIGMATES PHYSIQUES	RÉACTION NÉGATIVE	RÉACTION POSITIVE
Dent d'Hutchinson. ...	0/232 cas soit 0 o/o	4/68 cas soit 6 o/o
Kératite.	0 — 0 o/o	4 — 6 o/o
Surdité ou surdité mu-tité.......	8 — 3,5 o/o	7 — 10,5 o/o
Strabisme convergent..	19 — 8 o/o	19 — 28,5 o/o
» divergent. .	6 — 2,15 o/o	8 — 12 o/o
Front olympien........	0 — 0 o/o	6 — 9 o/o
Nez en selle........... .	0 — 0 o/o	4 — 6 o/o
Tibia en lame de sabre	0 — 0 o/o	7 — 10,5 o/o
Lésions scrofuleuses...	8 — 3,5 o/o	10 — 15 o/o
Palais ogival..........	—	24 — 36 o/o
Malformat. des oreilles	—	31 — 45 o/o
Asym. fac. ou crânien[ne]	—	45 — 70 o/o
Malform. org. génitaux.	—	30/53 cas 58 o/o

« On peut remarquer que, parmi les réactions
négatives, on ne trouve ni dent d'Hutchinson, ni
tibia en lame de sabre, ni kératite, ni front
olympien, ni nez en selle, et que les autres dystrophies y sont proportionnellement peu nombreuses. Il est donc permis de conclure que la

(1) BRETON, RAVIART et G. PETIT. — Réaction de WASSERMANN
et aliénation mentale. *Presse médicale*, 1908.

réaction de WASSERMANN et les stigmates de l'hérédo-syphilis s'observent le plus souvent chez un même sujet. Ce fait est **un argument de plus en faveur de la spécialité de la méthode.** »

Depuis quelques mois, on a beaucoup discuté la réaction de WASSERMANN, sinon sur sa spécificité propre, du moins sur le mécanisme intime de la fixation de complément.

Tout d'abord FLEISCHMANN (1) déclare qu'elle n'est pas due à un anticorps spécifique, puisqu'il a pu l'obtenir 10 fois avec du sérum de lapin. MICHAELIS l'avait déjà obtenue avant lui. De ces expériences, il conclut : « que la fixation du complément au contact d'extraits de foie est loin de constituer une preuve de la présence des anticorps syphilitiques ». Toutefois FLEISCHMANN fait remarquer que l'on n'obtient pas cette réaction avec du sérum provenant d'un homme sain (sauf de très rares exceptions).

De même pour ce qui concerne l'antigène : des extraits de cœur, de tumeurs de provenance humaine, des extraits alcooliques de foie normal ou syphilitique se comportent comme la macération de foie syphilitique (FLEISCHMANN). WASSERMANN, de son côté, a montré que la lécithine en émulsion donnait également la réaction.

(1) FLEISCHMANN. Séro-diagnostic de la syphilis. *Soc. méd. Berinoise.* C R. *in Semaine médicale.* 26 févr. 1908.

LEVADITI et YAMANOUKI (1) déclarent que l'extrait de foie ne représente pas les antigènes dérivés du tréponème pâle, car les principes de ces extraits sont solubles dans l'alcool. De même le sérum des syphilitiques renferme des sels et des lipoïdes, solubles dans l'alcool dilué, qui, soit seuls, soit en présence de l'extrait de foie, empêchent l'hé-molyse et donnent une réaction positive.

La réaction n'aurait donc aucun rapport avec la déviation du complément provoquée par la rencontre de vrais antigènes et anticorps. Elle serait plutôt due à l'action des lipoïdes et des sels de l'extrait de foie sur les sels et les lipoïdes du sérum sanguin. Ce serait en réalité une **réaction bio - chimique.**

Enfin, HANS SACHS et ALTMANN (2) ont constaté que les solutions de savon se prêtent parfaitement à la fixation du complément dans la réaction de WASSERMANN.

En résumé, on peut conclure avec CITRON (3) « que, quoi qu'il en soit de la spécificité biologique de la réaction, ce qui importe, c'est que cliniquement elle soit spécifique. Or, elle l'est, puisqu'elle est positive dans la syphilis et toujours ou presque toujours négative dans toutes les autres affections ».

(1) LEVADITI et YAMANOUKI. Séro-diagnostic de la syphilis. Société de Biologie : *Semaine médicale*, 15 janvier 1908 ; *Semaine médicale*, 11 mars 1908.

(2) HANS SACHS et ALTMANN. — Séro-diagnostic de la syphilis. Soc. méd. berlinoise. *C. R. in Semaine méd.*, 4 mars 1908.

(3) CITRON. — Séro - diagnostic de la syphilis. Soc. méd. berli-noise. *C. R. in Semaine méd.* 4 mars 1908.

[On doit faire exception pour la dourine et la framboesia, affections très voisines de la syphilis, mais qui ne frappent que les animaux].

Fréquence de la réaction. — WASSERMANN l'a recherchée dans 163 cas de syphilis floride avec 75 % de résultats positifs. Dans le cas de syphilis latente, le pourcentage a atteint 58 %.

CITRON, à la clinique KRAUSE, a obtenu 81 % de recherches positives sur des syphilitiques non traités. 154 individus sains ont tous donné un résultat négatif.

MAYER, sur 136 cas observés a 90 % de positifs, et REISCHMANN obtient 52 séro-réactions positives sur 54 malades.

De même à Lille, dans un travail récent des Drs BERTIN et G. PETIT (1), 36 syphilitiques du service de M. le professeur CHARMEIL ont fourni 33 résultats positifs.

Sur 15 malades témoins, 12 donnèrent une réaction négative. Parmi les 3 autres, une était prostituée, la 2e fut reconnue syphilitique le lendemain, la 3e ne présentait aucun symptôme spécifique.

De toutes ces statistiques on peut conclure que le séro-diagnostic, sans être absolu, a une grande valeur. Si, en cas de réaction négative, on ne peut affirmer l'absence de syphilis, en revanche le résul-

(1) BERTIN et PETIT. — Recherches sur le séro-diagnostic de la syphilis : *Écho médical*, 17 mai 1908.

tat positif donne la certitude de l'existence de cette syphilis.

RÉACTIONS DE PRÉCIPITATION

Il y a quelques mois, à la Société des Médecins de Vienne, PORGUES (1) déclara avoir découvert un nouveau procédé de diagnostic de la syphilis.

Après avoir préparé une suspension de lécithine dans une solution physiologique de chlorure de sodium, il ajoute une égale quantité de sérum à examiner. Il met ensuite à l'étuve pendant cinq heures, puis laisse pendant vingt-quatre heures à température de la chambre. Si le malade est syphilitique, ataxique ou paralytique général, la lécithine se précipite en flocons.

Dernièrement, le docteur BRETON, à l'Institut Pasteur de Lille, a essayé cette réaction de précipitation sur du liquide céphalo-rachidien, et a pu constater que cette réaction est simplement fonction de la teneur en sels du liquide à examiner.

La solution de savon à 0,5 %, l'alcool à 20 %, l'eau distillée (découverte faite récemment par KLAUSNER (de Prague), peuvent aussi donner la précipitation (LANDAU) (2).

Tous ces procédés peuvent, en somme, se

(1) PORGUES. — Séro-diagnostic de la syphilis, l'ataxie locomotrice et la paralysie générale, *Semaine médicale* 5 Févr. 1908.

(2) LANDAU. — Séro-diagnostic de la syphilis. Soc. de Méd. berlinoise. *C. R. in Semaine médicale*, 4 mars 1908.

ramener à celui de l'eau distillée, puisqu'en augmentant la proportion de cette eau, la précipitation est instantanée.

Cette réaction de précipitation, encore peu étudiée, ne semble pas absolument spécifique, puisqu'on l'obtient avec les sérums d'hommes sains ou atteints d'affections autres que la syphilis.

Nous ne la citons dans cette thèse que pour être complet, puisqu'on ne peut encore actuellement rien en déduire de formel.

APPLICATION DE CES MÉTHODES AU DIAGNOSTIC DE L'HÉRÉDO-SYPHILIS

Après avoir étudié les différentes méthodes qui permettent de confirmer le diagnostic clinique de la syphilis, examinons leur application à la syphilis heréditaire.

Peu d'auteurs se sont occupés de la recherche du tréponème à ce point de vue spécial.

P. SALMON (1) a trouvé des spirochètes chez un hérédo-syphilique dont la mère ne présentait qu'une pigmentation du cou.

THOMSEN et CHIEVITZ (2) ont examiné 15 cas d'hérédo-syphilis avec 10 résultats positifs.

JAMBON (3), dans sa thèse, apporte 17 observations avec 7 examens positifs.

(1) SALMON. — Présence de spiroch. pallida chez un enfant hérédo-syph. C. R. Société Biol., 27 mai 1905.

(2) THOMSEN et CHIVIETZ. — Le tréponème pâle dans la syphilis congénitale. Bibliotek for Laeger, avril 1906.

(3) JAMBON. — Le treponema pallidum dans les tissus des hérédo-syph. Thèse Lyon, 1906.

De ces observations, **8 concernent des syphilis douteuses avec un résultat positif.**

Dans un récent travail publié ·en 1907, Dohi (de Tokio) (1) donne les résultats de 19 faits où il a recherché le tréponéme.

Sur 10 macérés, il a trouvé le parasite 8 fois.

Sur 9 enfants vivants, il le découvrit 7 fois.

Or, sur 4 de ces cas où les enfants ou fœtus ne présentaient aucun cas de syphilis. **2 fois il eut la réaction de l'antigène, et dans le placenta du premier (qui était vivant), il trouva des tréponèmes, qu'il observa également dans le foie, les poumons, la rate de l'autre, qui était macéré.**

En janvier 1908, Tissier et Girault (2) publient les résultats de 3 mois de recherches et présentent 40 observations.

Dans 21 cas, 4 concernant des femmes suspectes donnent des résultats négatifs, **mais sur 11 femmes bien portantes en apparence, non albuminuriques, ayant eu des fœtus macérés, 5 fois l'examen fut positif.**

Sur 7 accouchements à terme de syphilitiques avérées avec enfants vivants, on n'observa rien dans les placentas.

3 accouchements à terme de femmes suspectes avec enfants vivants ne donnent rien non plus.

(1) Dohi (de Tokio). — *Centralblatt de bacteriologie.* — Juill. 1907
(2) Tissier et Girault. — Sur le diagnostic de l'hérédo-syphilis.
—Soc. d'obstét. de Paris. — *C. R. in Presse médicale,*22 janv. 1908

Voici maintenant 18 observations concernant ce sujet, qui furent recueillies dans le service de M. le Professeur agrégé Bué.

L'examen des organes et le séro-diagnostic furent pratiqués à l'Institut Pasteur de Lille par notre ami le Dr Georges Petit.

Observation I

M. D..., 38 ans, couturière.

8 grossesses antérieures : les 2 premiers enfants sont venus à terme et vivants ; les 5 enfants suivants sont venus à terme ou à peu près, et ont succombé après quelques mois ; la 8me grossesse terminée à 8 mois : enfant mort-né.

Il y eut plusieurs procréateurs.

L'âge de la grossesse actuelle ne peut être déterminée ; hauteur de l'utérus 32 cm. ; mais il y a hydramnios.

Absence des mouvements actifs depuis 4 jours (absence signalée par la mère).

Auscultation négative. Colostrorrhée abondante. Diagnostic : Rétention de fœtus mort. Pas d'albuminurie ; *pas de symptômes apparents de syphilis.*

9 novembre 1907, expulsion d'un fœtus mort et macéré, pesant 2.170 gr. avec placenta de 650 gr.

Placenta plus de 1/4 poids du fœtus.

Spirochètes dans le placenta, le foie, la rate, les reins, les poumons (sans lésions de pneumonie blanche).

Observation II

H. L..., 24 ans, servante.

1re grossesse, il y 4 ans ; enfant bien portant ;

2e grossesse, actuelle, d'un père différent. **D. R.**
15-18 février 1907. Hauteur de l'utérus 33 cm. Pas
d'albumine ; *pas de signes de syphilis.* Légère hydro-
pisie de l'amnios.

Expulsion vers le terme normal d'nn enfant mort
et macéré pesant 2.700 gr., avec un placenta de
420 gr..

Examen négatif du foie et de la rate du fœtus.

Réaction de Wassermann, négative sur serum maternel.

Observation III

D. L.. , 28 ans, fileuse.

2 grossesses à terme ; enfants nés vivants.

3e grossesse : expulsion au 7e mois d'un fœtus
mort et macéré ; 4e grossesse : avortement de 2 mois
1/2 ; 5e grossesse : avortement de 5 mois ; 6e grossesse :
expulsion au 7e mois d'un fœtus mort et macéré ; 7e grossesse : avortement de 3 mois ; 8e grossesse : expulsion au
7e mois d'un fœtus mort et macéré ; 9e grossesse,
actuelle. D. R. 1-3 février 1907, hauteur de l'utérus
28 cm.

Absence de mouvements actifs depuis 8 jours.

Présentation du siège, mode des fesses. Pas d'hydramnios ni d'albumine.

Expulsion le 13 novembre 1907 d'un fœtus mort
et macéré pesant 1.650 gr. avec un placenta de 400 gr.

Examen positif du foie, de la rate.

Réaction de Wassermann positive avec sang maternel.

Observation IV

M. P..., 30 ans, femme de ménage.

Aucun antécédent pathologique, sauf la rougeole.
2 enfants vivants : 8 ans et 6 ans.

3ᵐᵉ grossesse, il y a 2 ans, terminée par un avortement à 2 mois ; 4ᵐᵉ grossesse, actuelle, remontant au 25 juillet 1907 environ ; marquée par des pertes de sang irrégulières et peu abondantes, que la malade attribue à un coup sur le ventre.

Le 4 décembre 1907, hémorrhagie plus considerable, qui fait entrer la malade à la Clinique.

L'avortement a lieu le 5 décembre 1907 ; fœtus de 350 gr., placenta de 240 gr.

L'examen du foie fœtal, du sang maternel a été négatif.

Cliniquement, il s'agissait d'un avortement consécutif à une endométrite.

OBSERVATION V

J. H..., 23 ans, servante.

Aucun antécédent pathologique. Premier enfant vivant, bien portant, élevé au sein jusqu'à 20 mois. Il y a 3 ans, cette femme se sépare de son mari et, en décembre 1906, elle contracte la syphilis, se fait traiter pendant 3 mois (piqûres).

Du *30 juillet au 3 août 1907*, dernière apparition des règles.

29 novembre, perte de sang ; 2 décembre perte de liquide séreux ;

4 décembre, douleurs dues à des contractions utérines.

6 décembre, expulsion d'un fœtus encore vivant, pesant 425 gr. avec un placenta décoloré de 300 gr.

Spirochètes en petit nombre dans le foie.

OBSERVATION VI

M. W..., 22 ans, servante, a eu une première grossesse terminée à 6 mois 1/2 par l'expulsion d'un fœtus mort et macéré. Ne présente *aucun symptôme de syphilis*.

2° grossesse, d'un autre procréateur, terminée le 8 décembre par l'expulsion d'un fœtus vivant, qui succombe très rapidement, présentant l'aspect extérieur d'un achondroplasique. Il pèse 2.15o gr., le placenta 38o (1/5,6).

En raison de la terminaison de la première grossesse, étant donné le rôle attribué à la syphilis dans l'étiologie de l'achondroplasie, il était intéressant d'examiner les organes fœtaux et d'y rechercher le spirochète.

Résultat négatif.

Observation VII

N. N..., 20 ans, étirageuse, primipare, n'accuse aucune maladie, sauf maux de tête depuis un an.

D. R. fin avril 1907. Rien de particulier à l'examen général; *peut-être syphilis pigmentaire cervicale.*

18 décembre 1907, expulsion d'un fœtus mort et macéré, pesant 1.620 gr. avec placenta pâle, décoloré, pesant 570 gr. (1/3).

Cliniquement, il s'agit bien d'un fœtus syphilitique; c'est ce que confirme l'examen du foie, qui contient des spirochètes en très grande abondance.

On en a vu quelques-uns dans le placenta.

Observation VIII

J. V..., entre à la Clinique le 14 décembre, parce qu'enceinte, elle souffre dans le ventre. Grossesse de 6 mois 1/2 environ.

On constate chez elle une roséole discrète et des papules hypertrophiques dans le sillon génito-crural.

19 décembre, expulsion d'un fœtus vivant, pesant 1.32o gr., avec un placenta pâle de 47o gr. Il succombe dès le lendemain.

Examen positif du foie : spirochètes en grande abondance.

OBSERVATION IX

M. C..., 24 ans, repasseuse.

2 grossesses antérieures : enfants nés vivants.

Entre le 25 décembre à la Clinique, enceinte pour la 3e fois. D. R. 25 mai.

Elle accuse avoir eu un chancre syphilitique il y a trois mois sur la grande lèvre droite; elle présente de la roséole, des plaques muqueuses. Hydramnios considérable.

Le 26 décembre, expulsion d'un fœtus vivant pesant 1.720 gr., avec un placenta de 700 gr.

L'enfant succombe 2 jours plus tard.

Spirochètes en petite quantité dans le foie.

Réaction de WASSERMANN, négative avec sérum maternel.

OBSERVATION X

L. M..., 25 ans, cartonnière. *Tumeur blanche du genou gauche*, à l'âge de 17 ans.

Il y a trois ans, avortement de 6 mois.

Nouvelle fécondation, vers le 1er juillet 1907, par *un homme mort de tuberculose* il y a 2 mois.

Expulsion le 30 décembre d'un fœtus macéré pesant 780 gr., avec un placenta de 300 gr.

Examen du foie négatif.

Réaction de WASSERMANN avec le sérum maternel *positive*.

OBSERVATION XI

H. J.... 24 ans 1/2, confectionneuse.

2 grossesses antérieures, 2 enfants vivants.

3me grossesse. — D. R. 15-18 juin 1907.

Le 8 janvier, expulsion d'un fœtus vivant de 1.500 gr. avec placenta de 300 gr. (1/5).

Sur la plante des pieds de l'enfant existent des lésions qui semblent être des syphilides. Cet enfant succombe.

Examen du foie négatif.

Réaction de WASSERMANN positif *sur sang fœtal*.

OBSERVATION XII

G. P..., 20 ans, repasseuse, primipare.

D. R. 17-21 juin 1907. Raconte avoir eu à l'âge de 18 ans des relations avec un homme ayant des plaques muqueuses, en avoir eu elle-même.

Ne sent plus les mouvements actifs depuis un mois. Pas d'hydramnios.

Le 9 janvier 1908, elle expulse un fœtus macéré de 1.250 gr. avec un placenta de 525 gr., décoloré.

Nombreux spirochètes dans le foie.

OBSERVATION XIII

G. J..., 25 ans, lessiveuse, primipare.

Pas d'antécédents pathologiques :

D. R. 1er-9 mai 1907. Hauteur de l'utérus, 25 cm. ; pas d'hydramnios ; traces d'albumine. *Pas de symptômes de syphilis*.

Présentation du siège ; crépitation osseuse bien nette.

Le 1er février, fœtus macéré de 1.550 gr., placenta 375 gr.

Examen positif dans foie, rate, reins.

OBSERVATION XIV

J. V..., 30 ans, ménagère.

A eu la variole.

A accouché, il y a 3 ans 1/2, d'un enfant à terme, qui mourut, à 2 mois, de diarrhée.

2ᵉ enfant vivant, il y a 2 ans 1/2, qui succomba
à 6 mois 1/2.

3ᵉ grossesse, il y a un an, terminée à 7 mois avec
fœtus macéré.

4ᵉ grossesse, actuelle : D. R. 1-6 juillet 1907.. Hauteur
de l'utérus, le 13 février 1908, 22 cm.

Expulsion, en présentation du siège, d'un fœtus macéré.
pesant 1.400 gr., avec placenta de 300 gr.

Spirochètes dans le foie.

OBSERVATION XV

J. M..., 22 ans, 14 mars 1908.

2 grossesses antérieures.

1ʳᵉ grossesse, accouchement à 7 mois 1/2 d'un
enfant mort à 13 jours,

2ᵉ grossesse, accouchement à 8 mois d'un enfant
mort à 27 jours.

3ᵉ grossesse actuelle. — D. R. 10-16 juin 1907.

La femme déclare avoir eu la syphilis il y a 4 mois 1/2.

Accouche le 14 mars d'un enfant mort et macéré.

Poids 2 kilog. 100 gr. avec un placenta grisâtre de
700 gr. (1/3).

Spirochètes en grande abondance dans le foie.

Réaction de WASSERMANN positive avec sérum
maternel.

OBSERVATION XVI

M. V..., 23 ans, fileuse.

Un accouchement antérieur, il y a 4 ans. Enfant vivant.

Grossesse actuellle, d'un procréateur different (dont
la première femme a eu 3 enfants vivants, puis 9 avortements successifs). D. R. fin juin 1907.

Accouche, le 16 mars 1908. d'un enfant en état de mort apparente; malgré tous les soins, le cœur s'arrête au bout d'une demi-heure.

Cet enfant porte aux membres supérieurs et inférieurs quelques bulles de pemphigus. De plus, l'épiderme des mains et des pieds se détache complètement. *Il est macéré vivant.*

Poids : 2.150 gr. avec un placenta pâle de 680 gr. (1/3). Malgré ces signes cliniques, on a un examen négatif du foie et de la rate du fœtus.

OBSERVATION XVII

P. A..., 26 ans, ménagère.

1re grossesse il y a 10 ans, enfant vivant, mort à 11 mois ; 2e grossesse et 3e grossesse : enfants vivants.

A l'entrée dans le Service, elle est enceinte de 6 mois environ (elle a été fécondée pendant qu'elle allaitait):

A eu pendant cette grossesse *la fièvre typhoïde. Pas de signes de syphilis.*

Accouche, le 19 mars 1906, d'un fœtus macéré. Poids : 1.150 gr. avec un placenta de 400 gr.

Spirochètes dans le foie et la rate.

Réaction de WASSERMANN, positive avec sérum maternel.

OBSERVATION XIII

D. L..., 18 ans 1/2, bambrocheuse.

1re grossesse, avortement à 4 mois; 2e grossesse actuelle, épistaxis répétés et maux d'estomac depuis qu'elle ne sent plus remuer le fœtus (15 jours).

D. R. 25-28 septembre 1907.

Léger disque d'albumine dans ses urines. *Pas de traces de syphilis.*

Le 3 avril 1908, elle expulse un fœtus macéré presque déliquescent Poids : 1.100 gr. avec un placenta incomplet dont on dut extraire les débris par curettage.

Examen négatif du foie et de la rate.

Réaction de WASSERMANN, négative avec sang maternel.

En résumé dans ces 18 observations :

I. — 6 concernant des syphilitiques avérées ; on trouva six fois des spirochètes.

2 fois la réaction de WASSERMANN fut essayée, 1 résultat positif.

II. — 6 concernent des femmes suspectes avec 3 fois des tréponèmes.

2 réactions de WASSERMANN positives, dont une concerne un fœtus sans parasites.

III. — 6 femmes douteuses **donnent 2 fois des tréponèmes.**

3 séro-réactions cherchées donnent 2 résultats positifs, dont l'un concerne une femme suspecte de tuberculose.

L'autre a trait à une femme ayant eu la fièvre typhoïde, mais chez l'enfant de laquelle on a trouvé des tréponèmes.

Si nous faisons la somme de tous les cas douteux ou suspects nous ayant donné des résultats positifs, nous arrivons à ceci :

1 cas de SALMON   avec 1 résultat positif

8 — JAMBON   » 1   —

4 — DOHI   » 2   —

11 — TISSIER-GIRAULT   » 5   —

6 — personnels   » 3   —

30 cas douteux donnent   12 résultats positifs

Ainsi donc, sur 30 cas où le diagnostic était douteux, les méthodes de laboratoire nous ont permis **12 fois d'affirmer l'hérédo-syphilis**.

TROISIÈME PARTIE

UTILITÉ D'UN DIAGNOSTIC PRÉCOCE D'HÉRÉDO-SYPHILIS

Importance humanitaire et légale

Dans les deux premières parties de notre thèse, nous avons étudié les signes cliniques et les méthodes de laboratoire qui nous permettent de prévoir et parfois d'affirmer un diagnostic d'hérédo-syphylis. Il nous reste à examiner l'utilité d'un tel diagnostic précoce et quelles conséquences humanitaires et sociales entraîne une telle affirmation.

Le problème se pose ainsi : *Y a-t-il intérêt humanitaire à savoir qu'un enfant, même d'apparence normale, est hérédo-syphilitique ? Y a-t-il importance humanitaire et sociale à découvrir chez la mère une syphilis ignorée?*

a) POUR L'ENFANT

L'enfant sain en apparence, et tout le monde est d'accord sur ce point, peut présenter ultérieurement des manifestations graves et même mortelles. Nombreux sont ceux chez qui les accidents secondaires (plaques muqueuses, syphilides, rhagades) ne se déclarent pas immédiatement, mais au bout d'un mois, deux mois et plus.

Ne voit-on pas encore, comme l'a dit Pouzol, de ces enfants dépérir sans motif clinique apparent et finir rapidement par succomber, sans que le traitement ait pu intervenir à temps ?

De même l'enfant non traité peut présenter au bout de 5, 10, 15 ans et plus, des accidents. Or, cette syphilis héréditaire tardive est par excellence une mauvaise syphilis avec grandes manifestations tertiaires, toujours importantes, souvent sérieuses. Que d'enfants ou d'adolescents sont morts de lésions d'hérédo-syphilis méconnues (A. Fournier) (1). C'est ainsi que dans une observation du Dr Jullien rapportée par Monet (2) un enfant de 13 ans, hérédo-syphilitique non traité, fut atteint de paralysie générale, affection qui l'enleva en quelques mois.

La possibilité de telles manifestations doit nous amener à traiter les enfants dont le diagnostic a été posé et à *les traiter le plus tôt possible*. sans attendre que l'affection manifeste son existence par un accident tel qu'il détermine d'emblée des lésions incurables, marque indélébile de la maladie.

(1) A. Fournier. — Hérédité syphilitique.

(2) Monet. — Hérédo-syphilis et traitement spécifique. — Soc. Médecine Paris. *C.R. in Presse méd.*, 1er avril 1908.

Nous n'ignorons pas aussi que cette syphilis, quoiqu'héréditaire, peut être assez virulente pour se transmettre à une deuxième génération et y causer des perturbations analogues à celles de la première. Le coryza, l'exanthème papulo-maculeux, les rhagades, les avortements répétés, la poly-mortalité infantile rentrent dans le cadre de ces accidents de seconde hérédité.

Cette considération à elle seule serait bien suffisante pour nous contraindre d'essayer d'y mettre opposition dans la mesure de nos moyens.

Or, nous avons une arme puisssante contre la syphilis : c'est le traitement mercuriel. [Le traitement par l'atoxyl = anilarséniate de soude, dont une étude vient d'être faite par notre ami le Dr POITEAU (1), sous l'inspiration de M. le Professeur CHARMEIL, n'a pas donné de résultats aussi efficaces que ceux obtenus par le mercure, au moins en tant que spécifique de la syphilis.]

Nous ne nous contenterons pas d'administrer du mercure jusqu'à ce que l'enfant soit bien développé ou jusqu'à la fin des accidents, s'il en présente ; ce serait manifestement insuffisant. Nous suivrons les conseils de FOURNIER, qui déclare qu' « au total, le traitement de la syphilis hérédi-taire ne saurait différer de celui qui, dans la syphilis acquise, réalise le silence indéfini de la diathèse ».

(1) POITEAU. — Du traitement de la syphilis par l'atoxyl. — Th. Lille, 1908.

Nous continuerons donc le traitement longtemps, pendant plusieurs années, par périodes interrompues, de façon à obtenir « une sorte de dépuration chronique ».

b) POUR LA MÈRE

L'importance du diagnostic précoce, manifeste pour l'enfant, ne l'est pas moins pour les parents.

Si ces parents ont déjà présenté des symptômes de syphilis, même longuement traitée, ils ne sont pas guéris, car « l'état syphilitique de l'enfant est un critérium de la non-guérison des ascendants. » (A. FOURNIER).

Mais si la mère n'a jamais présenté aucun signe de syphilis, comment doit-on se comporter ? La loi de COLLES nous enseigne qu'*une mère ne reçoit jamais la syphilis de son enfant, même affecté de lésions contagieuses, alors que cet enfant tient héréditairement la syphilis de son père.*

Doit-on conclure de là que cette mère est indemne de toute contamination ?

De nombreux auteurs ont étudié la question ; plusieurs y ont même joint l'expérimentation. Ils ont inoculé la syphilis à certaines femmes remplissant ces conditions ; NEUMANN répéta jusqu'à 16 fois ses inoculations au même sujet et toujours le résultat fut négatif.

Or, si ces mères sont ainsi rendues réfractaires à la syphilis, c'est qu'elles ont été contaminées

par leur enfant *in utero* et qu'elles sont en état
de syphilis conceptionnelle latente. FOURNIER complète ainsi l'énoncé de la loi de COLLES : *et elle
n'a rien à redouter de lui, pour la simple raison
qu'elle-même est en puissance de syphilis et, con-
séquemment, non susceptible de recevoir la syphilis
à nouveau.*

On voit, du reste, certaines d'entre elles présenter ultérieurement des accidents tertiaires qui
viennent affirmer leur contamination ancienne.

Le laboratoire confirme cette latence de la
syphilis. BAB et MICHAELIS (1) ont prouvé l'existence
d'anticorps (?) syphilitiques chez des femmes, mères
d'enfants hérédo-syphilitiques, mais ne présentant
elles-mêmes aucun symptôme de cette affection.

Nous-mêmes avons fait semblable constatation
chez des femmes répondant aux conditions de la
loi de COLLES et ayant donné une réaction de
WASSERMANN positive avec leur sérum sanguin
(Obs. III, IV et XVII).

Or, puisque la mère d'un enfant hérédo-syphilitique est contaminée au même titre que le père,
nous devons nous conduire avec eux comme avec
des syphilitiques ordinaires. Et nous aurons d'autant
plus de raisons d'agir ainsi que, chez la mère, des
accidents très graves pourraient ne pas être attri-
bués à leur cause réelle, étant donnée l'absence

---

(1) BAB et MICHAELIS. — Séro-diagnostic de la syphilis. — Soc.
méd. berlinoise. *C. R. in Semaine méd.*, 18 mars 1908.

des symptômes ordinaires de la syphilis primaire et secondaire.

Et, en traitant les parents, nous aurons en vue, non seulement les accidents qui peuvent menacer leur existence, mais aussi le sort des grossesses futures. Nous éviterons, si cela est possible, les avortements, l'hydramnios, la mort du fœtus, la polymortalité infantile, etc.

Le traitement a une action manifeste sur la marche de ces accidents. Parmi les nombreuses observations qui ont trait à cette action, résumons celle de TURHMANN (de Schoenfehl), rapportée par A. FOURNIER et qui a la valeur d'une véritable démonstration : une femme syphilitique a eu 7 grossesses terminées par la naissance d'enfants contaminés, morts en bas-âge. Elle se traite au cours des 8e et 9e grossesses et a **2 enfants sains**. Elle cesse peu après et met au monde un **10e enfant syphilitique**, qui meurt à 6 mois. Elle recommence à se soigner et son **11me enfant est sain**.

Voilà ce que peut produire un traitement actif : aussi l'appliquerons-nous systématiquement aux parents d'un enfant hérédosyphilitique.

γ. — QUESTIONS SOCIALES ET LÉGALES

I. — *Question de l'Allaitement.*

> **Code civil :** Tout fait quelconque de
> l'homme qui cause à
> autrui un dommage
> oblige celui par la faute
> duquel il est arrivé à le
> réparer.

L'enfant syphilitique, si sa mère ne peut le nourrir au sein, ne saurait être confié à une nourrice mercenaire.

En effet, à un moment donné, il peut être atteint d'accidents secondaires extrêmement contagieux (plaques muqueuses, rhagades, etc.). Alors, fatalement, la nourrice sera contaminée. Même l'usage d'un bout de sein est un préservatif insuffisant, car la salive monte à l'intérieur et va infecter les menues excoriations qui couvrent toujours les mamelons des nourrices.

De toutes façons, c'est exposer une femme saine à une contagion certaine. Très nombreuses sont les observations sur ce sujet, et, dans l'une d'elles, on rapporte l'exemple d'un enfant contaminant 7 personnes.

Voilà à quelle responsabilité s'exposerait un médecin qui, faute d'un bon diagnostic ou se fiant à l'aspect florissant de l'enfant, permettrait aux parents de recourir à ce mode d'allaitement.

La loi est formelle à cet égard ; toute imprudence de ce genre est sévèrement réprimée par les tribunaux, et le médecin est condamné à des dommages et intérêts pouvant atteindre un chiffre élevé.

Du reste, il y a un intérêt primordial à ce que la mère nourrisse elle-même son enfant. La loi de Colles nous apprend qu'elle n'a rien à craindre au point de vue d'une contamination, et les exceptions à cette loi sont si rares qu'en pratique on ne doit guère en tenir compte.

Toutefois, pour pallier aux inconvénients qui pourraient résulter d'une exception, il faut, dans la mesure du possible, confirmer le diagnostic d'hérédo-syphilis. Dans ce but, nous devons, soit par ponction veineuse chez la mère, soit par examen du sang de l'enfant, rechercher les tréponèmes et la séro-réaction de Wassermann. En cas de résultats négatifs, nous tenterons un allaitement artificiel, afin de pouvoir répéter plusieurs fois cette recherche avant de prendre une décision définitive.

On a remarqué depuis longtemps que les hérédo-syphilitiques nourris au biberon mouraient presqu'infailliblement. Même ceux qui sont allaités par une nourrice mercenaire ne se développent que difficilement et sont très sujets aux accidents spécifiques : beaucoup même périssent en bas-âge. Certes, leur mauvais état général explique assez facilement cette polymortalité. Toutefois, parmi ceux qui sont nourris par leur mère, un nombre beaucoup grand se développe bien et survit.

Il est permis de supposer que l'enfant trouve dans le lait de sa mère, syphilitique, les anticorps qui lui sont nécessaires pour resister victorieusement aux progrès de l'infection, alors que son propre organisme est insuffisant pour les fournir à lui seul.

Tout ce que nous pourrons autoriser dans ce cas, c'est l'emploi d'une nourrice syphilitique. Les enfants seront ainsi dans les meilleures conditions possibles pour triompher de la maladie, et ils ne risqueront pas de contaminer une femme saine.

Malheureusement, il sera difficile de trouver cette nourrice syphilitique, car les femmes qui le sont l'ignorent presque toujours ou bien ne veulent pas l'avouer.

2. Question du certificat en vue du placement

Dans les Cliniques de filles-mères où les enfants sont abandonnés, l'Assistance publique réclame au bout du 9e jour un certificat indiquant **catégoriquement** si l'enfant est atteint de maladie contagieuse ou non; ce certificat est demandé en vue d'un placement en nourrice.

Le diagnostic, basé sur les symptômes cliniques seuls, permet rarement une telle affirmation au 9e jour. Nous trouverons encore là un emploi avantageux des méthodes de laboratoires (recherche de tréponèmes dans le sang et réaction de WASSERMANN) qui nous permettront d'affirmer, dans un certain nombre de cas douteux, que l'enfant est sûrement syphilitique.

Pour les autres, nous devrons les surveiller sérieusement et répéter à plusieurs jours d'intervalle les mêmes recherches.

3. — *Question du placement de la mère comme nourrice*

La mère d'un enfant hérédo-syphilitique ne peut se placer comme nourrice d'un enfant sain.

Dans certains cas, il est vrai, on voit la syphilis conceptionnelle rester latente toute la vie et ne jamais se révéler par aucun symptôme. Mais, dans d'autres, après un délai plus ou moins long, apparaissent des accidents contagieux (plaques muqueuses, etc.) qui affectionnent la région du mamelon. L'enfant sain, dont les lèvres plus au moins excoriées sont en contact incessant avec eux, s'infectent alors fatalement.

D'où responsabilité du médecin à qui on reproche un diagnostic insuffisant ou érroné.

Aussi y a-t-il une importance énorme, pour le choix de toutes les nourrices, et de celles de l'Assistance publique et des crèches en particulier, à examiner les enfants en même temps que les mères et à leur appliquer tous les procédés de recherches de façon à avoir le plus de garanties possibles pour un diagnostic exact.

En cas de résultat négatif, l'examen serait renouvelé à plusieurs jours d'intervalle.

Et alors on pourrait essayer de créer un Service de nourrices contaminées où les parents d'hérédo-syphilitiques trouveraient un mode d'alimentation capable, dans bien des cas, de sauver leurs enfants.

4. — Question de la dépopulation

Il nous reste à examiner une question d'ordre vital pour l'humanité, question qui relève du diagnostic **ferme et précoce** et, par suite, du traitement des hérédo-syphilitiques et de leurs parents.

C'est que la syphilis est un facteur considérable de **dépopulation et de dégénérescence de la race.**

Par les avortements en série, par la polymortalité infantile, elle est cause, tons les ans, d'un nombre effrayant de morts. Par les innombrables dystrophies qu'elle provoque, elle amène peu à peu une décadence de la race contre laquelle on ne saurait trop lutter.

Et c'est par un diagnostic précoce et ferme, et consécutivement par un traitement énergique et longtemps continué, que l'on peut espérer arrêter la marche de ce véritable fléau.

C'est en prévenant les parents des dangers qu'ils courent et de la nécessité d'une thérapeutique active et longtemps poursuivie dans leur intérêt propre et dans celui de leur descendance que l'on aura des résultats.

CONCLUSIONS

1. — Chaque fois que l'on aura quelques raisons de soupçonner la syphilis chez les parents, on devra **systématiquement** s'efforcer de découvrir tous les signes cliniques d'hérédo-syphilis chez l'enfant.

2. — Indépendamment des ressources de la clinique, il faudra avoir recours aux méthodes de laboratoire pour confirmer un diagnostic d'hérédo-syphilis.

3. — Dans ce but, et si l'enfant est vivant, l'étude du sang du cordon et celle du placenta pourra parfois donner la certitude d'une spécificité.

4. — Si l'enfant est mort et macéré, l'examen du foie, des poumons, des capsules surrénales et des viscères pourra montrer l'existence du tréponème.

5. — En prévision d'opposition à l'autopsie, l'examen du sang du cordon et celui du placenta pourront être faits dans tous les cas, et sans que la mère elle-même en soit avertie, au laboratoire le plus proche.

6. — Il y a importance sociale et humanitaire à affirmer avec certitude le diagnostic de syphilis maternelle et d'hérédo-syphilis.

7. — Ce problème soulève d'ailleurs des questions médico-légales.

8. — La découverte d'une syphilis cliniquement méconnue permet de traiter systématiquement tout enfant reconnu contaminé ainsi que ses parents.

9. — Il faut chez les syphilitiques héréditaires combiner l'allaitement maternel à la nécessité du traitement des procréateurs.

10. — L'allaitement mercenaire est proscrit (sauf par une nourrice syphilitique) ; l'allaitement artificiel est nuisible et doit être exceptionnel.

INDEX BIBLIOGRAPIQUE

Assada. — Rachitisme et syphilis osseuse. Thèse, Lyon, 1886.

Astruc. — Traduit franc. 1743, T. IV. Cité par Fournier dans Syphilis héréditaire tardive.

Balzer. — Traité de médecine.

Berne. — Syphilis héréditaire osseuse. Thèse Paris, 1884.

Bertin. — Maladies vermineuses des nouveau-nés.

Blanchet. — Contribution à l'étude de la syph. chez les nouveau-nés. Thèse Paris, 1902.

Bordet et Gengou. — Sur l'existence de sensibilisatrices dans la plupart des sérums antimicrobiens. *Ann. Inst. Past.*, 1901.

Bordet et Gengou. — Le microbe de la coqueluche, *Ann. Inst. Past.*, 1906.

Breton, Raviart, et Petit (G). — Séro-réaction de Wassermann et aliénation mentale. *Presse médicale*, Juin 1908.

Bridier. — Recherches sur le rapport du poids du fœtus au poids du placenta dans l'album. et la syph. Th. Paris, 1893.

Bué et G. Petit. — Le tréponème pâle dans les tissus des enfants hérédo-syphilitiques. *Echo médical*, avril 1908.

Buschke et Fischer. — Ueber die Lagerung der Spirochaete pallida in Gewebe (*Berl. Kl. Wchnschr.* 1er janvier 1906.

Buschke et Fischer. — Ein Fall von Myocarditis syphilitica bei hereditärer Lues mit spiroch. besund. *Deut. med. Wchnschr.*, 10 mai 1906.

Casati. — Etudes et observations sur la syph. infantile et sur les enfants à la mamelle. Trad. de l'italien par Daniel Mollière, 1874.

Du Castel. — Pemphigus et pemphigoïdes *Union méd.*, 1894.

Cazin et Isconesco. — Des rapports du rachitisme avec la syphilis. *Arch. de méd.*, 1887.

Citron. — (Séro-diagnostic de la syphilis). Société de méd. berlinoise. *C. R. in Semaine Méd.*, 4 mars 1908.

Combemale. — La descendance des alcooliques. Th. Montpellier, 1888.

Constantin Paul. — *Archives génér. de méd.*, mai 1860.

Dias. — Hypertrophie placentaire dans la syph. Th. Paris, 1891.

Dohi (de Tokio) *Centralblatt de bacteriologie*, juill. 1907.

Feuillié, — Localisations du sipoch. pall. chez un fœtus hérédo-syph. *Bull. et mém. Soc. méd. Hôpitaux*, Paris, mars 1906.

Fleischmann. — (Séro-diagnostic de la syphilis). Soc. méd. berlinoise. *C. R. in Semaine méd.*, 26 fév. 1908.

A. Fournier. — Hérédité syphilitique.

A. Fournier. — Syphilis héréditaire tardive.

A. Fournier. — Syphilis et nourrissons.

A. Fournier. — Syphilis et mariage.

Ed. Fournier. — Stigmates dystrophiques de l'hérédo-syphilis. Thèse Paris, 1898.

Fralen. — Pemphigus, sa valeur diagnostique dans la syphilis des nouveau - nés. Thèse, Paris, 1897.

Galliard. — Ass. fr. pour avancement des sciences, 1899.

Gastou. — Diagnostic de la syph. par l'ultra-microscope. *Presse médicale*, avril 1908.

Gierke. — Das Verhältniss zwischen spirochœten und den Organen Kongenital syphilitischer • Kinder *Münsch. méd. Wchnschr*, 27 fév. 1906.

Gilbert. — Disjonction épiphysaire des nouveau-nés syphilitiques. Thèse. Paris, 1900.

Gilles de la Tourette. — Syphilis héréditaire de la moelle.

Grimpret (Mme). — Influence du tabac sur la grossesse et la santé des nourrissons des ouvrières de la manufacture de tabac de Lille. Thèse Lille, 1906.

Hallion. — Les anticorps dans la pratique expérimentale. La déviation du complément. *Presse méd.*, avril 1908.

Hanot. — Revue de la tuberculose. Paris, 1895.

Hans Sachs et Altmann. - Société de médecine berlinoise. *C. R. in Semaine médicale*, 4 mars 1908.

Jambon. — Le treponema pallidum dans les tissus des hérédo-syph. Thèse Lyon, 1906.

Jullien. — Traité des maladies vénériennes, 1879.

Kassowitz. — *Weiner med. Blätter*, 1881.

Lannelongue. — Soc. de chirurgie, 1883.

Landouzy. — *Revue de Médecine*, sept. 1891.

Landau. — Soc. méd. berlinoise (Séro-diagnostic de la syph.). *C. R. dans Semaine médicale*, 4 mars 1908

Legrain. — Syphilis héréd. et malformations congénitales. *C. R. Soc. Biologie*, 1895.

Levaditi. L'histologie pathol. de la syph. héréd. dans ses rapports avec le spiroch. pall. *Ann. Inst. Pasteur*, 25 janvier 1905.

Levaditi. — Localisations du spiroch. dans un cas de syph. hérédit. *C. R. Soc. Biol.*, novembre 1905.

Levaditi. — Syph. congén. et spiroch. pall. Schaudinn. *Presse médicale*, 31 mai 1905.

Levaditi et Manouélian. — Histologie pathol. du

chancre syph. du singe dans ses rapports avec le spiroch. pallida. *C. R. Soc. Biol.*, 25 nov. 1905.

LEVADITI et MARIE. — *Ann. Inst. Pasteur*; 1907, vol. XXI.

LEVADITI, QUEYRAT et FEUILLIÉ. — Constatation du spirochète Schaudinn dans le foie et la rate d'un fœtus macéré. *Bull. Soc. franç. de dermatol. et Syphil.* Déc. 1905.

LEVADITI et SAUVAGE. — Sur un cas de syph. héréditaire. *C. R. de la Soc. obstétr. gynéc. et pédiatrie*, janv. 1906.

LEVADITI et YAMANOUKI. — Séro-diagnostic de la Syphilis. *Sem. médicale*, 11 mars et 15 janv. 1908.

LEVY-BING. — Le microorganisme de la syphilis.

MAURIAC. — Syphilis hérédit. et syph. tertiaire, 1893.

MOUSSOUS. — Remarques sur 52 cas d'hérédo-syphil. — Médec. infantile, Paris. 1895. Congrès Bordeaux, août 1895.

MONEL. — Hérédo-syphilis et traitement spécifique. Soc. méd. Paris. *C. R. in Presse méd.*, 1er avril 1908.

NATTAN-LARRIER et BRINDEAU. — Présence de spir. pall. dans le placenta syphilitique. *C. R. Soc. Biol.*, 27 janvier 1906.

OUI. — Influence du saturnisme paternel sur la grossesse et le produit de la conception. *Echo médical*, janv. 1907.

PARROT. — Clinique des nouveau-nés : l'athrepsie.

PARROT. — Maladie des enfants : la syph. héréd. et le rachitisme.

PETIT. — Syphilis. Nourrices et nourrissons. Thèse, Lyon, 1904.

G. PETIT. — Présence du spirochète dans le sang. *Echo méd.*, juin 1907.

G. PETIT et BERTIN. Recherches sur le séro-diagnostic de la syph. *Echo méd.*, mai 1908.

Piasecki. — Revue d'hygiène et de police sanitaire, 1881.

Poiteau. — Du traitement de la syphilis par l'atoxyl. Th., Lille, 1908.

Porgues. — Séro-diagnostic de la syphilis, l'ataxie locomotrice et la paralysie génér. *Semaine méd.*, 5 février 1908.

Pouzol. — De l'importance diagnostique de la courbe alimentaire dans certains cas de syphilis héréditaire. Thèse, Paris, 1884.

Ricochon. — Mémoires du Dr Ricochon. *Rev. de la tuberculose*, 1894.

Ripault. — Hérédo-syphilis infantile. Thèse, Paris, 1896.

Roger. — Recherches cliniques sur les maladies de l'enfant.

Rollet. — Syphilis et nourrices. *Revue d'anthropologie*.

Roque. — Des dégénérescences héréditaires produites par l'intoxication saturnine lente. Thèse, Paris, 1873.

P. Salmon. — Présence du spir. pall. chez un enfant hérédo-syphilitique. *C. R. Soc. Biol.*, 27 mai 1905.

Schütze. — *Berlin. Klin. Woch.*, 1907, n° 5.

Sevestre. — Etudes de clinique infantile, Paris, 1889.

Spillmann. — Le rachitisme. Thèse, Nancy, 1900.

Tavernier. — *Ann. de dermat. et syphiligraphie*, 1887, p. 513.

Taylor. — Syphilitic lesions of the osseus system. New-York, 1875.

Thomsen et Chiévitz. — Le treponème pâle dans la syphilis congénitale. Bibliotek for Laeger, avril 1906.

Tissier et Girault. — Sur le diagnostic de l'hérédo-syphilis. Soc. obst. de Paris, 16 janvier. *C. R. in Presse méd.*, 22 janvier 1908.

Truffier. — Traité de chirurgie.

Verhaeghe. — La descendance des peintres. *Echo médical*, sept. 1906.

WALLICH et LEVADITI. — Recherches sur la présence du spirochète pâle dans le placenta. *C. R. Soc. Biol.*, 27 janvier 1906.

WALLICH et LEVADITI. — Recherches sur la syphilis du placenta. *Ann. de gynéc. et obstétrique*, fév. 1906.

WASSERMANN, NEISSER et BRUCK. — *Deutsche med. Woch.*, 1906, t. XXXII, n° 19.

WASSERMANN et PLAUT. *Deutsche med. Woch.*, 1906, t. XXXII, n° 44.

BIBLIOTHÈQUE NATIONALE — R F — IMPRIMÉS

IMPRIMERIE LE BIGOT FRÈRES. — LILLE

www.ingramcontent.com/pod-product-compliance
Ingram Content Group UK Ltd.
Pitfield, Milton Keynes, MK11 3LW, UK
UKHW020010100726
13658UKWH00002B/894